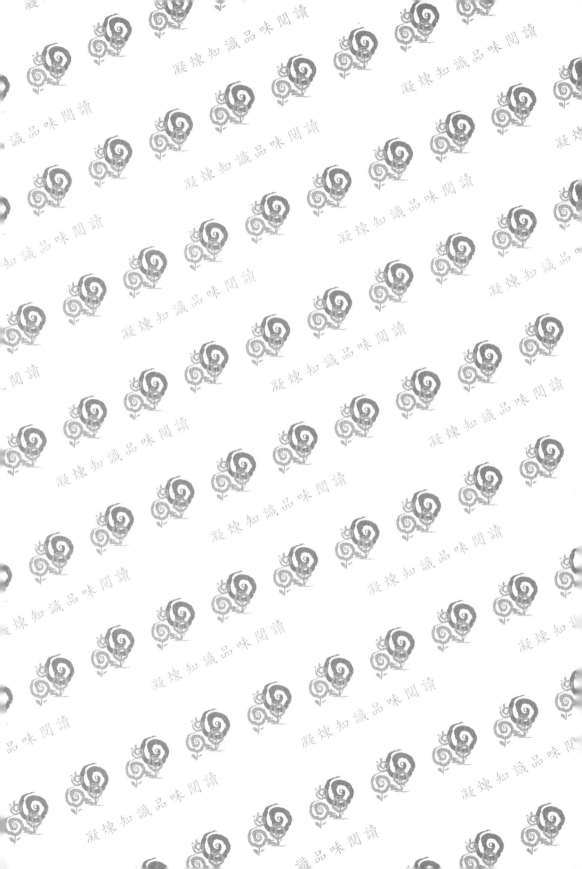

臨床視光學

江東信 著

前言 (Foreword)

This book will guide you the reader, through the best procedures for conducting a professional optometric eye exam. It aims to help budding Optometry students establish logical routines for obtaining all the essential clinical information on which to base a patient management plan.

I am very pleased that the author Samuel Chiang is making available these well-tried procedures to a Chinese audience at this time. He is uniquely well-qualified to do so. I have known Samuel Chiang since he was an Optometry student in Auckland, New Zealand. Since then he has acquired wide experience working as an Optometrist in a variety of roles (private practice, hospital, commercial and academic) in both New Zealand and Taiwan. He returned to New Zealand in 2013 as a graduate student in my laboratory, researching the role of the ocular choroid in myopia, before moving to Head the Optometry Department at Asia University. In this book he has successfully distilled his accumulated experiences as student, practitioner, teacher and researcher, and drawn on a variety of sources to present the important components of optometric techniques in a logical, step by step fashion.

Optometry world-wide is taking on new challenges: Populations are ageing and age-related pathologies are more frequently encountered in practice than previously. Moreover, particularly in Asia, the prevalence of myopia in young people is now extremely high. Managing myopia, often in collaboration with other eye-care professionals, is a major task for the Optometric profession in Asia. It requires large numbers of well-educated and well-trained Optometrists who are keen and able to embrace new ideas and new technologies as they become available. However, as for all of us, this must start with a thorough grounding in essential clinical skills.

I recommend this book as an important contribution to those who want to acquire a first-class education in understanding and mastering clinical optometric techniques.

Prof. John R. Phillips

MCOptom, PhD

School of Optometry and Vision Science, The University of Auckland, NZ

Principal Investigator: Auckland Myopia Laboratory

Founder: Auckland Myopia Control Clinic

本書將帶領讀者進行最好的專業臨床眼視光檢驗流程。它的目的在於協助視光學習者們建立正確的臨床視光檢查程序及步驟，以得到必要且正確的臨床檢驗結果來讓患者得到最佳的視力照護。

　　我非常開心作者江東信博士能夠不遺餘力地整理並出版本書，把這些複雜的臨床視光檢查步驟用中文來呈現給讀者。江東信博士是少數具有充分資格來撰寫此書的學者。我在江東信博士仍在紐西蘭奧克蘭大學視光學院就讀時就認識他。從那時起，他在紐西蘭及臺灣吸取了豐富的眼驗光師經驗（包括私人診所、醫院、商業和學術）。江東信博士更在2013年回到奧克蘭並在我所主持的研究中心進修並研究脈絡膜的變化與近視的關係。隨後回到臺灣亞洲大學擔任視光臨床暨研究中心主任一職。在本書中，他分享於求學及擔任驗光師、研究人員及教師時所累積的經驗及精華，將目前的視光檢查技術以正確的邏輯，一步一步地呈現。

　　全世界的眼視光正面臨新的挑戰：人口老化，使得老化相關的眼睛議題比以往更常出現在臨床上。此外，亞洲青少年近視好發的比例相當的高，近視控制及照護和眼科醫師及專業人員的配合是亞洲地區驗光師的一項重大任務。此任務必須要有受過專業教育訓練的驗光師帶著熱誠來接受新的思想、技術與挑戰。但這一切都必須從扎實的臨床視光基礎來建立。

我推薦這本書，它對於期望得到一流的眼視光教育及臨床技術者是一大貢獻。

約翰・菲利浦 (Prof. John R. Phillips)

英國眼視光學院成員、博士

紐西蘭奧克蘭大學視光學院

奧克蘭近視研究中心首席研究員

奧克蘭臨床近視控制中心創辦人

推薦序一 (Endorsement 1)

　　「視光專業」在一般先進國家是一個眾所皆知也貼近民眾生活的必備需求，更是名列美國十大高薪就業機會排行榜的熱門行業。視光在臺灣已成長茁壯達數十年，民眾也逐漸認識並體驗視光專業。

　　個人認為，視光在臺灣具有相當的重要性與前景，因此，雖在少子化的衝擊下，仍堅持做對臺灣這塊土地有意義的事，全力支持亞洲大學視光學系的成立，並與國際視光名校紐西蘭奧克蘭大學視光學院簽訂學術研究協定，特聘江東信博士至亞洲大學任教並接任亞洲大學附屬醫院視光中心主任。

　　目前，國內尚無完整的視光臨床實作的教科書，江博士累積了奧克蘭大學視光學院嚴格的磨練與教學經驗，以及個人十餘年視光臨床豐富經驗，更結合於奧克蘭大學的視光臨床教學經驗，終於讓視光臨床的第一本實作教科書誕生，希望藉由此書的出版，讓視光更專業化與普及化，也讓國人視力健康有最好的照護。

　　亞洲大學視光學系雖是後起之秀，但擁有亞洲大學豐富多元的資源，加上國際觀的視野，我深信，兼備專業與多元的亞洲大學視光極具發展潛力，在大家的努力之下，必能開拓出臺灣視光的新視界。

蔡長海 (Prof. Chang-Hai Tsai)

亞洲大學創辦人暨董事長
中國醫藥大學暨醫療體系董事長

推薦序二 (Endorsement 2)

　　亞洲大學成立視光學系的宗旨是爲臺灣視光培育具備視機能檢測與矯正之專業人才，確實落實以視光專業服務民眾，眞正達到「教、考、訓、用」照護臺灣民眾的視力健康。此外，透過視光相關科學教育，訓練學生思考、邏輯與應變能力，培育擁有科學研究與臨床專業的專才。

　　由國際視光名校奧克蘭大學視光學院畢業的江東信博士爲提升臺灣視光教育回臺貢獻所長，不僅爲臺灣視光教育注入新血，將提升臺灣視光於國際之能見度，與國際視光接軌，更是亞洲大學邁向國際的新力量與榮幸。

　　屬於臺灣視光臨床教育的第一本教科書由江博士手上誕生，能爲臺灣視光專業向上提升，本校感到與有榮焉。此書擁有國際視光名校高材生江博士之豐富視光臨床與教學經驗，讓視光學子學用合一，爲國人提供專業視光檢查。當然，本人更期待這是一個視光教育里程碑，未來江博士能將其他視光專業之所學，有更多之著作來嘉惠學子，提升臺灣視光之國際競爭力。

蔡進發 (Prof. Jeffrey J.P. Tsai)

亞洲大學 校長

講座教授

自序 (Preface)

　　俗話說：「眼睛是靈魂之窗」。在現今忙碌的社會，e-世代的到來，使用手機、電腦的時間也逐漸增多，難免會產生許多眼睛的相關問題需要正確地檢測、矯正，甚至轉診給專業的醫師，這是視光從業人員非常重要的責任，亦是需要下功夫的地方。

　　本人於民國九十二年在紐西蘭奧克蘭大學眼視光學系畢業。順利取得執照後，除了在私人眼視光診所執行視光驗光及眼睛檢查外，亦在奧克蘭曼紐考地區之署立醫院眼科部執業，其門診及範圍包括糖尿病視網膜病變、公費白內障手術診斷計分及分級、眼科醫師手術前後之檢測及追蹤、圓錐角膜及眼睛意外之特殊隱形眼鏡門診，並在該醫院內創立第一個低視能門診。在工作期間自覺所學淺薄，因此在執業之餘繼續於奧克蘭大學在職進修學士後眼科藥劑學 (CertOcPharm) 與眼科治療學 (TAPIOT) 學理及臨床課程取得證書。

　　經過數年的臨床執業，於民國一百年有幸回到臺灣在美商知名隱形眼鏡公司服務，後來在各種機緣下進入樹人醫護管理專科學校視光科，這段期間承蒙董事會大力支持及林蔡慶董事的鼓勵，讓我有機會為臺灣視光教育盡一份心力。在學校的教學期間深覺研究在學術界的重要性與自身學術不足，於是再度回到奧克蘭大學眼視光暨視覺科學研究所進修博士學位，並有幸能由國際知名近視研究大師約翰‧菲利浦(Prof. John R. Phillips) 為指導教授。

本人在臺灣從事教育工作過程中深覺視光領域之中文工具書較爲缺乏，爲讓未來學子及從業人員有比較完整的視光工具書作爲參考，遂不揣淺陋興起撰寫編輯此書之念頭。經過約翰·菲利浦教授的大力支持，奧克蘭大學眼視光暨視覺科學院教師群的協助，亞洲大學蔡長海董事長的提攜及多位視光學校董事長之鼓勵，視光前輩的指導與不棄，視光先進的協助與編校及家人的協助與支持下才有此書的出刊。

本書著重於臨床檢測技巧，在經過無數次與視光從業人員研討後，將國外視光常用之檢查流程配合臺灣的視光從整體觀察、問診、初檢、驗光流程、雙眼視覺、眼睛外觀與内部健康檢查等之方式及注意事項，以步驟式一一的記錄下來，期望讓視光從業人員能清楚明瞭檢查方式及其步驟，進而得到完整且正確的臨床檢測並記錄下來。

此書雖歷時兩年多完成，但本人才疏學淺，疏漏必定難免，尚祈各方賢達前輩不吝指教，不勝感激。

江東信 (Samuel Tung-Hsing Chiang)
于奧克蘭大學

目錄 (Table of Contents)

第 5 章 | 自覺及他覺式驗光
(Subjective & Objective Refraction) ·················· *73*

第1章　視光常見儀器圖說
(Common Clinical Optometry Equipment)

1.1 綜合驗光儀 (Phoropter)

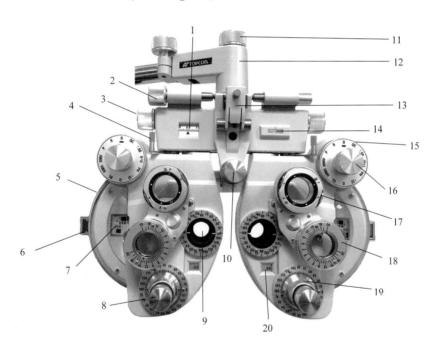

1	瞳距尺標	6	頂點距離觀察窗	11	懸臂鎖	16	輔助鏡旋轉盤
2	水平調整盤	7	球面度數顯示窗	12	懸臂	17	交叉圓柱鏡
3	瞳距調整盤	8	散光度數調整盤	13	近用視標桿底座	18	稜鏡調整盤
4	遠近變換桿	9	患者視窗	14	水平儀	19	散光軸度調整盤
5	球面鏡旋轉盤	10	頂點距離調整盤	15	球面 3.00D 旋轉盤	20	散光度數顯示窗

1.2 試鏡架 (Trial Frame)

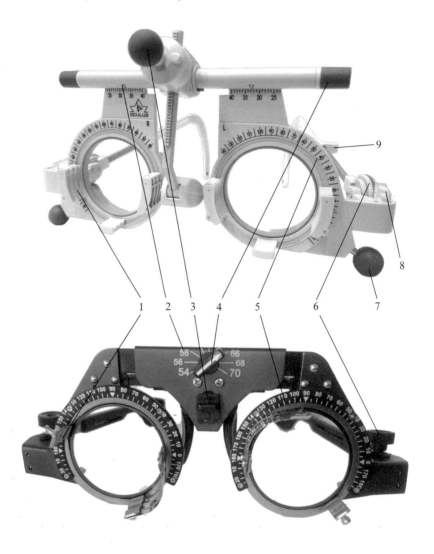

1	鏡片放置槽	4	瞳距調整盤	7	散光軸度調整
2	瞳距尺標	5	散光軸刻度	8	頂點距離觀察
3	鼻墊高低調整	6	傾斜度調整	9	鏡腳長短調整

1.3 裂隙燈 (Slit-lamp Biomicroscope)

1	固定光源器
2	濾片選擇鈕
3	光束調整鈕
4	反光鏡
5	接目鏡照明系統與觀察系統臂
6	下巴位置調整鈕
7	光束寬度調整鈕
8	操縱桿
9	移動板
10	額頭架
11	倍率選擇鈕
12	接目鏡
13	倍率選擇鈕注視光源
14	下巴架
15	觀察系統臂
16	觀察系統與底座固定鈕
17	底座固定鈕
18	底座轉軸
19	調整桌
20	亮度調整鈕

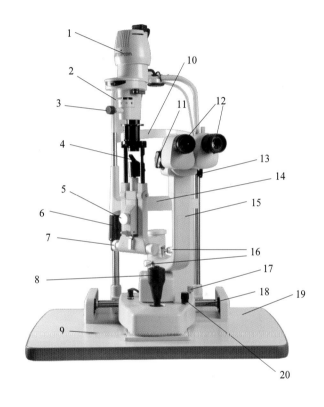

1.4 角膜弧度儀 (Keratometer)

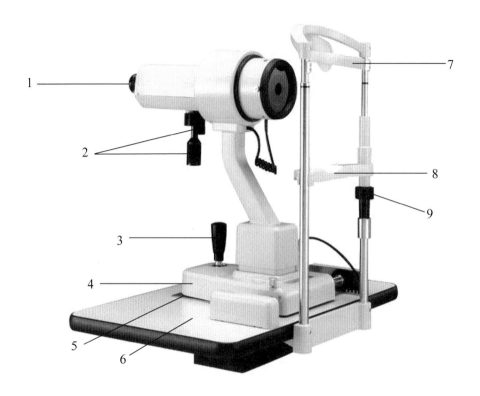

1	接目鏡	4	底座	7	額頭架
2	水平／垂直旋鈕及軸度桿	5	移動板	8	下巴架
3	操作桿	6	調整桌	9	下巴調整鈕

1.5 驗度儀 (Lensometer/Vertometer)

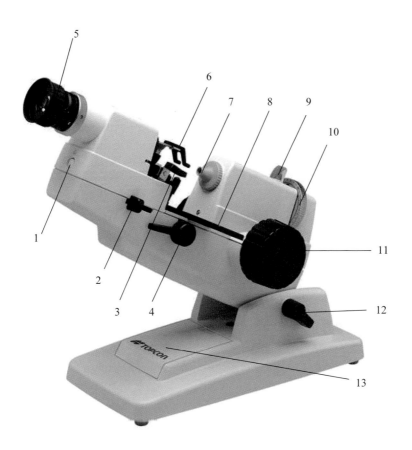

1	電源開關鈕	6	鏡片固定架	11	度數轉輪
2	鏡片固定開關	7	鏡片支撐架	12	儀器高度調整桿
3	打點設備	8	鏡架擺放台	13	電池盒
4	鏡架擺放台升降桿	9	散光軸度閱讀放大鏡		
5	接目鏡	10	散光軸度轉輪		

第2章　整體觀察
(Initial Impressions)

簡介 (Introduction)

　　在驗光流程中包含了許多實體驗光技術。然而，驗光師時常會急於將驗光流程完成，而忘了觀察患者是否在全身或行動上有異常。花一點時間留意一下患者，通常會節省驗光師許多寶貴的時間，且能提供更多有關患者的資訊。

一、檢查程序及內容 (Steps)

1. 運用您自然且敏銳的觀察力進行。
2. 觀察患者是否有任何異常行為、顏面表情、四肢等。
3. 觀察參考點：
   ⑴ 患者是否能安全且平穩的走進驗光室？會不會撞到東西？步伐及步調？穩定度？
   ⑵ 走路姿勢、頭部是否傾斜？
   ⑶ 患者的頭部、臉部及五官等有無異常？
   ⑷ 患者的眼睛是否有受傷、位置、大小、斜視、瞇眼、眼皮下垂等？

二、記錄 (Records)

1. 將您所觀察到的情況記錄下來。這也會幫助您在問診時可以比較深入了解及處理問題。
2. 例：觀察：右眼比左眼高約 1cm。走路時頭向右邊傾斜。走路會撞到桌子。

📖 參考文獻 (References)

- Anstice, N., Backhouse, S., Calderwood, M., Colón, Y., Jacob, R., Misra, S., & Phillips, J. R. (2014). *Optometry: Manual, 12th Ed, School of Optometry & Vision Science*. The University of Auckland.

記　錄

日期：

Working（檢查過程敘述）：

日期：

Working（檢查過程敘述）：

日期：

Working（檢查過程敘述）：

日期：

Working（檢查過程敘述）：

第 3 章　問診
(Case History)

簡介 (Introduction)

　　問診 (Case History) 為驗光程序開始前需要進行的重要項目。透過問診蒐集有關患者主訴，視覺功能，眼睛及全身健康狀況。透過患者病史來決定接下來的檢查方向。

一、檢查程序及內容 (Steps)

1. 基本資料 (Patient's Information & Identity)：姓名、地址、電話、生日、性別、職業，上次檢查時間，緊急聯絡資訊等。

2. 問診 (Case History)

　⑴ 主訴 (Chief Complaints)：今天來的主要原因 (Reasons for today's visit)

　　• 患者今天為何而來？

　　• 注意：了解患者來的主要目的，經檢查來尋找問題並在檢查結束時提供可行的建議與處理方案。

　⑵ 徵兆與症狀 (Signs & Symptoms)

　　• 頻率 (Frequency)：情況多常發生？持續性或間歇性？

　　• 發病 (Onset)：什麼時候開始？突然發生或漸進式的？

　　• 地點 (Location)：在哪裡發生？在做什麼事情時特別容易發生？

　　• 時間歷程 (Time course)：狀況有多久了？最近幾天，幾個星期，幾個月？

- 其餘相關 (Other information)：在遇到這個問題時還有伴隨其他不適嗎？
- 減輕 (Relief)：當您如何做會使症狀減輕？

⑶ 視覺需求 (Visual Requirements)

- 職業 (Occupation)：了解患者工作的視力需求，需要看近的還是看遠的爲主？需要良好的立體視覺嗎？
- 開車 (Driving)：若有，則需滿足開車需求與安全性考量。
- 嗜好 (Hobby)：在嗜好上是否有需要特殊之視力需求。

⑷ 個人眼睛病史 (Personal Ocular History)

- 上一次眼睛檢查 (Last eye examination)：是什麼時候？在哪裡檢查？檢查結果爲何？
- 目前配戴的眼鏡 (Current spectacle/correction)：配戴多久了？看遠用，看近用或是兩者同時存在，如漸近多焦鏡片？看得清楚嗎？
- 有否配戴隱形眼鏡 (Contact lens wearer)：哪種類型？軟式或硬式？拋棄式或長戴式？配戴時間：一天幾小時，一週幾次？多久更換鏡片？使用什麼藥水清洗鏡片？第一次配戴時間？有備用眼鏡嗎？
- 眼睛有無受過傷 (Injury)？有無做過手術 (Surgery)？是否曾經有感染 (Infection)？
- 有無帶過眼罩或弱眼貼 (Eye patch)，眼睛有無點藥 (Eye drops)？
- 有無被告知過有弱視（懶惰眼）/ 斜視 (Lazy eye/strabismus)，有無青光眼，白內障等眼睛疾病 (Glaucoma, cataract or other eye disease)。

⑸ 身體健康狀況 (Medical Conditions)

- 最後一次健康檢查是什麼時候 (Last general health check up)？

- 您有糖尿病，高血壓，心臟病等身體疾病嗎 (Diabetes, Hypertension, Heart disease or others)？

⑹家庭病史 (Family History)

- 包括身體及眼睛方面病史。
- 家庭成員生活情形，健康狀況，有關本主訴或疾病的遺傳問題。
- 您的家人有糖尿病，高血壓，心臟病等身體疾病嗎？

⑺藥物 (Medications)

- 你服用任何藥物嗎？若有，是什麼藥，您服用多長時間，是什麼劑量？

⑻過敏 (Allergies)

- 您有什麼過敏？有什麼症狀？以及您如何治療？
- 您有無對藥物過敏 (Allergy to medication)？什麼藥物？

二、記錄 (Records)

　　將患者所回答的內容記錄下來。這能幫助您注意及安排接下來的檢查並提供良好的判斷及處理。

參考文獻 (References)

- Anstice, N., Backhouse, S., Calderwood, M., Colón, Y., Jacob, R., Misra, S., & Phillips, J. R. (2014). *Optometry: Manual, 12th Ed, School of Optometry & Vision Science*. The University of Auckland.
- Grosvenor, T., & Grosvenor, T. P. (2007). *Primary care optometry*. Elsevier Health Sciences.
- Kurtz, D., Heath, D. A., Hines, C., & Flom, R. (2004). *Clinical procedures for ocular examination (Vol. 3)*. New York: McGraw-Hill.

記　錄

基本資料	檢查日期 (Date)：		
姓名 (Name)：	生日 (DOB)：		性別 (Sex)：
地址 (Address)：		電話 (Tel)：	
職業 (Occupation)：	緊急聯絡人及電話 (Emergency Contact)：		

主訴 (Chief Complaint)：

徵兆與症狀 (Signs & Symptoms)：

視覺需求 (Visual Requirements)：

個人眼睛病史 (Personal Ocular History)：

身體健康狀況 (Medical Conditions)：

家庭病史 (Family History)：

藥物 (Medications)：

過敏 (Allergies)：

驗光師：＿＿＿＿＿＿

基本資料	檢查日期 (Date)：	
姓名 (Name)：	生日 (DOB)：	性別 (Sex)：
地址 (Address)：	電話 (Tel)：	
職業 (Occupation)：	緊急聯絡人及電話 (Emergency Contact)：	

主訴 (Chief Complaint)：

徵兆與症狀 (Signs & Symptoms)：

視覺需求 (Visual Requirements)：

個人眼睛病史 (Personal Ocular History)：

身體健康狀況 (Medical Conditions)：

家庭病史 (Family History)：

藥物 (Medications)：

過敏 (Allergies)：

驗光師：

第4章　初步檢查
(Preliminary Examination)

初步檢查（簡稱初檢）爲進行驗度及眼睛健康檢查前之初步快速篩檢，讓驗光師對患者眼睛狀況有個初步概念。其檢查項目如下：

1. 遠／近距離單眼及雙眼裸視及眼鏡矯正視力檢測 (Measurement of Vision: Vision with present spectacles at distance/near and comparison of the monocular VAs with the binocular VA)。

2. 遮蓋測試：遠距離及近距離之單側遮蓋測試，交替性遮蓋測試，再次單側遮蓋測試 (Cover Test: Unilateral, alternating and unilateral again at distance and near)。

3. 近點聚合測試 (Near Point of Convergence, NPC)。

4. 角膜反射光測試 (Corneal Reflex Tests)。

5. 眼球運動能力測試 (Ocular Motility with Broad H or Double H Technique - Binocularly and Monocularly)。

6. 瞳孔反應評估 (Pupillary Responses)。

7. 視野快篩檢測 (Visual Fields Screening)。

8. 瞳孔距離測量 (Measurement of Inter-Pupillary Distance, PD)。

4.1 視力檢測 (Vision and Visual Acuity, VA)

簡介 (Introduction)

視力 (Visual Acuity) 是驗光程序需要做的第一個檢查項目。視力檢測讓我們了解患者的視力清晰度及視覺系統完整性，同時也記錄病患在驗光前的視力表現。

本章節學習宗旨

1. 設置及測量患者之最佳視力狀況。

2. 引導患者進行檢查。

3. 精確的測量出患者單眼 (Monocular) 及雙眼 (Binocular) 視力，包括必要時縮短測量距離。

4. 正確記錄測量結果以及相關訊息。

5. 熟悉任何測量單位之換算。

➢ 設備 (Equipment)

1. 遠用視力表 (Distance chart)。

2. 近用視力表 (Near point visual acuity chart)。

3. 遮眼棒 (Occluder)。

4. 桌燈 (Lamp)。

5. PD 尺。

6. 試鏡架及鏡片組 (Trial frame and trial lens set)。

➢ 設置 (Set-Up)

1. 調整患者及驗光師的椅子高度，使患者及驗光師的眼睛視軸成一直線。

2. 消毒遮眼棒接觸面。

3. 請患者在檢查進行時將雙眼張開直視視標且將眼睛放鬆。

4. 驗光師必須觀察患者，而非看視力表。

5. 光線設置 (Ambient illumination)：遠用視力：昏暗 (Dim light)，近用視力：明亮 (Bright light)。注意：光源由患者後方或上方直接照射在視標上，不可直射患者眼睛。

6. 設定遠用視力表視標於中等尺寸（約 0.4(20/50) 至 0.7(20/30) 左右）。

一、裸視視力 (Unaided Visual Acuity, VAsc)

（一）遠用視力 (Distance VA)

1. 將遠用視力表放置標準距離 (6m)。

2. 移除患者所配戴之視力矯正工具，如隱形眼鏡或眼鏡等。

3. 請患者雙眼直視前方，並使用遮眼棒將左眼完全遮蓋（但左眼必須張開且放鬆），右眼直視視力表（注意患者不要瞇眼、用力或斜視）。

4. 指引患者：「請您讀出視力表上可以看見的最小視標」。如果患者在此視力表中無法讀到，則需換成更大的視標。如可以讀出視力表上最小一行的視標，則將視力表換成更小的視標。

5. 鼓勵患者讀出更小一行的視標（並鼓勵用猜的，但不可瞇眼），直至患者讀整行視標錯誤一半以上為止。

6. 當右眼測量完之後，請患者用遮眼棒遮蓋右眼，用左眼看視力表。

7. 重複以上步驟 3 與 4。左眼檢查完之後檢查雙眼視力（雙眼張開一起看，不需用遮眼棒）。

8. 如患者在最大視標時仍無法辨識（如：0.05(20/400) 仍無法辨識），則需請患者起立並走向（靠近）視力表，直到可以辨識到視標為止。此時必須記錄測量視標大小及閱讀距離。

9. 若患者在任何距離皆無法辨認視標時，則改用以下方式來測量記錄。

⑴指數法 (Counting Fingers, CF)

在距離患者眼睛約 30cm 處，比出數根手指頭，請患者辨識並說出一共有幾根手指頭。如果可以辨識與正確說出，則驗光師退後一些再比一次，直至患者無法辨識為止。如果無法辨識則可以靠近一點再試一次。記錄為 CF 與測量距離。

⑵手動法 (Hand Motion/Hand Movement, HM)

若患者無法數出正確手指數量，則在 30cm 處將手揮動，並詢問患者是否可看出您的手在做什麼動作。如果可以辨識且說出，則驗光師退後一些再揮動，直至患者無法辨識為止。如果無法辨識則可以靠近一點再試一次。記錄為 HM 與測量距離。

⑶光照法 (Light Projection, LProj)

若手動仍不能辨識者，則驗光師可使用筆燈，在距離患者約 50cm 處，在不同位置（視野）照向患者。在每一次移動位置後，請病患告知或指出燈光位置。記錄患者在哪一個方向有感覺到光照 (LProj)。

⑷光感法 (Light Perception, LP)

若患者仍無法告知或指出光源之位置，則將筆燈直接對著患者的眼睛，並問患者是否可以看見燈光。若可以則記錄 LP，無法看到者則記錄 NLP。

（二）近點視力 (Near VA)

1. 若患者有慣用近用眼鏡，請患者配戴慣用近用眼鏡進行測量。
2. 重複以上步驟 2 至 8 並將其視力值，需記錄使用之視標及距離。

二、矯正視力 (Aided Visual Acuity, VAcc)

1. 請患者配戴慣用的視力矯正工具，如隱形眼鏡或眼鏡。

2. 重複以上步驟之 2 至 8 並記錄。

3. 當記錄矯正視力時，請同時記錄矯正工具種類（如隱形眼鏡 CL 或眼鏡 Spec），及記錄矯正工具之度數。

三、屈光不正對視力之影響練習 (Effect of Refractive Error on Vision)

1. 測量患者遠距離之瞳孔距離 (Inter- pupillary distance, PD)。

2. 將試鏡架調整至患者之 PD，放入患者遠距離度數之鏡片。

3. 請患者戴上該試鏡架。

模擬近視 (Simulated Myopia)：測量一眼之視力（另一眼遮住），並於該測量眼前依序放入以下鏡片：+0.25D，+0.50D，+0.75D，+1.00D，+1.50D，+2.00D，+3.00D，增加此些鏡片以刺激屈光不正（近視增加），測量各鏡片同時測量其針孔 (Pinhole) 視力。

	+0.25D	+0.50D	+0.75D	+1.00D	+1.50D	+2.00D	+3.00D
僅給予鏡片							
鏡片 + Pinhole							

4. 模擬散光 (Simulated Astigmatism)：測量一眼受散光刺激之視力，於該眼前放入正 (+) 柱狀鏡片，度數由 +0.25D 至 +3.00D 且散光軸度分別放置於 90 度及 180 度。

	+0.25D	+0.50D	+0.75D	+1.00D	+1.50D	+2.00D˙	+3.00D
軸度 90							
軸度 180							

四、針孔視力 (Pinhole Visual Acuity)

　　若因屈光不正而導致視力或視覺品質下降，此時可使用針孔鏡片，透過減小光學系統的孔徑使得模糊圈直徑減小，得以改善視力，如果視力不好是源於某些病理原因或缺陷（如老年性黃斑部病變和白內障），使用針孔鏡片則沒有什麼效果，甚至可能使視力更差。因此，使用針孔視力可初步確認視力不良之原因，如度數矯正不足或眼睛疾病所造成的問題。

　　1. 患者配戴慣用看遠矯正度數之鏡片，看遠距視標。

　　2. 請患者持遮眼棒將非檢查的眼睛遮住，另一手持針孔片 Pinhole，並協助患者調整至患者可以從洞中看到視標。

　　3. 請患者讀出最小可視之視標行，鼓勵患者試試看再小的一行，直至一半以上視標讀錯為止。

五、記錄 (Records)

　　分別記錄所測得之遠距離及近距離之裸視 (VAsc) 及矯正視力 (VAcc)，且需記錄單眼及雙眼視力。

　　例：

　　1. VAsc: OD 6/6^{+1}, OS 6/6, OU6/5　　　　（英制）（公制，英系常用）。

　　2. VAsc: OD 20/20^{+1}, OS 20/20, OU 20/15 （美制）（英制，美系常用）。

📖 參考文獻 (References)

- Anstice, N., Backhouse, S., Calderwood, M., Colón, Y., Jacob, R., Misra, S., & Phillips, J. R. (2014). *Optometry: Manual, 12th Ed, School of Optometry & Vision Science*. The University of Auckland.
- Grosvenor, T., & Grosvenor, T. P. (2007). *Primary care optometry*. Elsevier Health Sciences.
- Rabbetts, R. B. (2007). *Bennett & Rabbetts' clinical visual optics.* Elsevier/ Butterworth Heinemann.

記　錄

Patient Name: （患者姓名）			Examiner: （驗光師姓名）	
	DVAsc	Rx　　Spec ☐　　CL ☐		DVAcc
R (OD)				
L (OS)				
OU				
Note:				

Patient Name: （患者姓名）			Examiner: （驗光師姓名）	
	DVAsc	Rx　　Spec ☐　　CL ☐		DVAcc
R (OD)				
L (OS)				
OU				
Note:				

Patient Name: （患者姓名）			Examiner: （驗光師姓名）	
	DVAsc	Rx　　Spec ☐　　CL ☐		DVAcc
R (OD)				
L (OS)				
OU				
Note:				

Patient Name: （患者姓名）		Examiner: （驗光師姓名）		
	DVAsc	Rx　　Spec □　　CL □		DVAcc
R (OD)				
L (OS)				
OU				
Note:				

Patient Name: （患者姓名）		Examiner: （驗光師姓名）		
	DVAsc	Rx　　Spec □　　CL □		DVAcc
R (OD)				
L (OS)				
OU				
Note:				

Patient Name: （患者姓名）		Examiner: （驗光師姓名）		
	DVAsc	Rx　　Spec □　　CL □		DVAcc
R (OD)				
L (OS)				
OU				
Note:				

4.2 遮蓋測試 (Cover Tests)

簡介 (Introduction)

　　遮蓋測試是在臨床雙眼視覺檢查中很常使用的檢測方式。主要用來評估患者的眼位狀態、肌肉神經是否平衡、是否有斜視 (Tropia) 或斜位 (Phoria)。若加上稜鏡測量，亦可測量出斜視和斜位量。遮蓋測試又可分成：

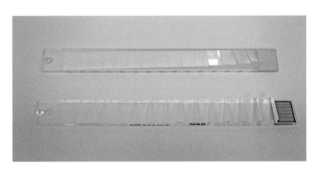

稜鏡棒

1. 遮蓋／不遮蓋測試 (Cover-Uncover test)，也就是俗稱的單側遮蓋測試 (Unilateral Cover test)。
2. 交替遮蓋測試 (Alternating Cover test)。

　　在檢查中患者需注視一個固定視標，由驗光師觀察患者的雙眼移動情形即可檢測出其眼位狀況，因此遮蓋測試是一種他覺式的檢查法 (Objective test)。

一、遮蓋／不遮蓋測試 (Cover-Uncover test)

　　主要用於判定患者是否有斜視或斜位，偏移是屬交替性 (Alternating) 或單側性 (Unilateral)。

1. 設備 (Equipment)

　(1) 遠用視力表 (Distance chart)。

　(2) 近用視力表 (Near point visual acuity chart) 或其他近用視標。

　(3) 遮眼棒 (Occluder)。

　(4) 筆燈。

2. 設置 (Set-Up)

　(1) 消毒遮眼棒接觸面。

　(2) 調整患者及驗光師的椅子高度，使患者及驗光師的眼睛視軸成一直線。

　(3) 患者配戴慣用的遠用視力矯正工具（患者若從未矯正，則以裸視進行）。

　(4) 告知患者在進行檢查時，請將雙眼張開直視視標且放鬆狀態。

　(5) 遠方檢查時則使用比患者視力更大一行的單一個字體或視標。近點則可使用近用小圖形或比患者視力大一行的單一個視標。

　(6) 光線 (Ambient illumination)：照明充足能輕鬆的觀察患者眼球的轉動。

3. 步驟 (Procedure)

　(1) 在尚未遮蓋前，請患者兩眼張開注視視標，並保持在視力清楚的狀態。觀察患者視軸是否對齊視標。

　(2) 若患者有斜視，則在雙眼未遮蓋時一眼視軸對準視標，而另一眼沒有對準。

　(3) 驗光師手持遮眼棒，遮蓋患者左眼並同時觀察患者右眼是否有移動。此時拿開遮眼棒至少 2 至 3 秒，使患者恢復兩眼視覺自然狀態。驗光師必須重複檢查數次以確認。

　(4) 換遮蓋患者的右眼並同時觀察患者的左眼是否有移動。若沒有移動的話，則表示左眼在未遮蓋前就已經正視視標。此時拿開

遮眼棒至少 2 至 3 秒，使患者恢復兩眼視覺自然狀態。並重複檢查數次來確定。

(5) 若經過上述之步驟 1 至 4 患者的雙眼皆沒有移動，表示患者沒有斜視。但仍需確認患者是否為正位或有斜位。

4. 分析 (Analysis)

(1) 斜位：若患者左眼被遮蓋時，左眼有移動但右眼保持不動或右眼被遮蓋時，右眼有移動但左眼保持不動，則此患者有斜位。判斷被遮蓋眼是否有移動的方式包括：(a) 在移開遮眼棒的那一剎那，注意被遮蓋的眼睛是否有補償性的移動。(b) 當遮眼棒蓋上的時候，從側面注意遮眼棒後眼睛是否有偏移。

(2) 斜視：若在步驟 3 至 4 中，患者未被遮蓋的眼睛有移動，則表示患者有斜視 (Tropia)。下一步就是分辨出患者是交替性斜視或單側性斜視。

① 假若於步驟 3 遮蓋左眼時右眼有移動，但將左眼遮眼棒拿開時右眼沒有移動，且當遮蓋右眼時左眼有移動，但將右眼遮眼棒拿開時左眼沒有移動。則此患者有能力在雙眼張開的狀態下，各個眼的視軸各自對正視標，兩眼交互使用，但不會一起用。此患者為「交替性斜視」(Alternating Tropia)。

② 假若於步驟 3 遮蓋左眼時右眼有移動，左眼不遮蓋時右眼又移動回原先的位置且左眼又回歸正常視軸對準視標，則此患者為「右眼持續性斜視」(Right Constant Tropia)。也就是說當此患者在兩眼張開的狀態下，是永遠以左眼對正視標，右眼斜視。

③ 假若於步驟 4 遮蓋右眼時左眼有移動，右眼不遮蓋時左眼又移動回原先的位置且右眼又回歸正常視軸對準視標，則此患者為「左眼持續性斜視」(Left Constant Tropia)。也就是說此

患者在兩眼張開的狀態下永遠以右眼對正視標，左眼斜視。

④ 單側性斜視（持續）患者在雙眼張開的情況下，會固定使用一個眼睛來看東西，只有在固視眼被遮蓋時才會使用另一眼。

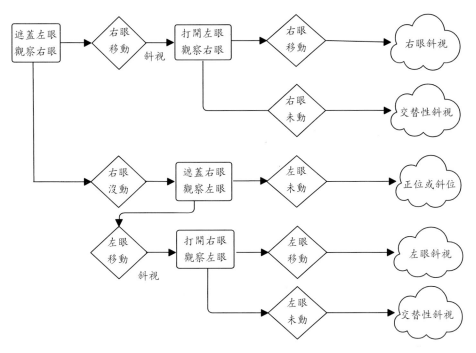

遮蓋／不遮蓋測試 (Cover-Uncover test) 流程參考圖

二、交替遮蓋測試 (Alternating Cover Test)

當判定患者是否有斜位、斜視、方向及類型後，可運用交替遮蓋測試加上稜鏡來測量斜位及斜視量。

1. 設備 (Equipment)

⑴ 遠用視力表 (Distance chart)。

⑵ 近用視力表 (Near point visual acuity chart) 或其他近用視標。

⑶ 遮眼棒 (Occluder)。

⑷ 筆燈。

2. 設置 (Set-Up)

⑴ 消毒遮眼棒接觸面。

⑵ 調整患者及驗光師的椅子高度，使患者及驗光師的眼睛視軸成一直線。

⑶ 患者配戴慣用的遠用視力矯正工具（患者若從未矯正，則以裸視進行）。

⑷ 告知患者在進行檢查時，請將雙眼張開直視視標且放鬆狀態。

⑸ 遠方檢查時則使用比患者視力大一行的單一個字體或視標。近點則可使用近用小圖形或比患者視力大一行的單一個視標。

⑹ 光線 (Ambient illumination)：照明充足能輕鬆的觀察患者眼球的轉動。

3. 步驟 (Procedure)

⑴ 在尚未遮蓋前，請患者兩眼張開注視視標，並保持在視力清楚的狀態。觀察患者視軸是否對齊視標。

⑵ 將遮眼棒遮住左眼並停留 2 至 3 秒，同時由側面觀察遮眼棒後左眼的移動方向及情形。

⑶ 此時迅速得將遮眼棒從患者左眼換到右眼。當左眼打開的刹那，仔細觀察左眼的移動方向。

⑷ 讓遮眼棒遮住右眼並停留 2 至 3 秒，同時由側面觀察遮眼棒後右眼的移動方向及情況。

⑸ 此時迅速得將遮眼棒從患者右眼換到左眼。當右眼打開的刹那，仔細觀察右眼的移動方向。

⑹ 重複檢查數次來確認眼睛偏離的方向。注意移動速度不能太快。

⑺ 若欲使用稜鏡來測量斜視或斜位量，則可依以下步驟來進行。
斜位患者：需選用適當的稜鏡放置於患者任何一個眼睛前，並重複遮蓋交替數次。斜視患者：需選用適當的稜鏡放置於患者偏離的眼睛前，並重複遮蓋交替數次。

⑻ 當稜鏡放入與進行交替遮蓋測試時，請仔細觀察患者眼睛的動態。若患者眼睛仍向原先無稜鏡狀態時的方向移動，則漸次加大稜鏡量，若反向移動時，則表示放置之稜鏡量過大，則須減少稜鏡量直到患者眼睛已無移動爲止。

⑼ EXO 偏離則使用 BI 稜鏡中和，Eso 偏離則使用 BO 稜鏡中和，若眼睛位移量很大，先放 6Δ，每次增加 4Δ 或 2Δ，直至交替遮蓋測試時眼睛沒有偏離。

⑽ 斜位斜視量爲實際稜鏡加入以至中和眼睛無移動。

當遮眼棒移開時，眼睛之移動（回復）方向	偏離方向
內 (In)	外斜 (Exo)
外 (Out)	內斜 (Eso)
上 (Up)	下斜 (Hypo)
下 (Down)	上斜 (Hyper)

偏移方向	稜鏡基底方向
外斜 (Exo)	基底朝內 Base In (BI)
內斜 (Eso)	基底朝外 Base Out (BO)
下斜 (Hypo)	基底朝上 Base Up (BU)
上斜 (Hyper)	基底朝下 Base Down (BD)

- 斜位或斜視 (Phoria or Tropia)。
  使用遮蓋／不遮蓋測試 (Cover-Uncover test)。

- 偏離方向 (Deviation Direction)。

  使用遮蓋／不遮蓋測試 (Cover-Uncover Test)。

- 偏離的量 (Deviation Amount)。

  重複使用交替遮蓋測試(Alternating Cover Test)並加入稜鏡測量。

三、記錄 (Records)

- Cover Test 或 CT ，需寫有無配戴視力矯正工具，若未矯正者記錄 「sc」(without correction)，有矯正者記錄「cc」(with correction)。
- 遠距測試記錄「D」，近距離測試記錄「N」。
- 需記錄偏移之稜鏡量。
- 記錄分離方向，縮寫方式：E：eso ，X：exo ，RH：right hyper ， LH：left hyper

  ⊕ Ortho: no deviation   ⊖ No horizontal deviation

  ⊖ No vertical deviation
- 記錄分離型態：P：斜位 (Phoria) 或 T：斜視 (Tropia)

  注意：若記錄為斜視，請記得記錄 R(Right eye) 或 L(Left eye) 或交替 性斜視。

📖 參考文獻 (References)

- Anstice, N., Backhouse, S., Calderwood, M., Colón, Y., Jacob, R., Misra, S., & Phillips, J. R. (2014). *Optometry: Manual, 12th Ed, School of Optometry & Vision Science*. The University of Auckland.
- Bailey, I. L., & Benjamin, W. J. (1998). *Borish's clinical refraction.* Borish's clinical refraction.
- Grosvenor, T., & Grosvenor, T. P. (2007). *Primary care optometry*. Elsevier

Health Sciences.

- Kurtz, D., Heath, D. A., Hines, C., & Flom, R. (2004). *Clinical procedures for ocular examination* (Vol. 3). New York: McGraw-Hill.

- Von Noorden, G. K. (1983). *Atlas of strabismus*. Mosby Inc.

記　錄

日期：

Working（檢查過程敘述）：

日　期：

Working（檢查過程敍述）：

4.3 近點聚合評估 (Near Point of Convergence, NPC)

簡介 (Introduction)

近點聚合評估 (Near Point of Convergence, NPC) 是用來評估患者在近距離工作時，維持雙眼融像時聚合之能力。

一、設備 (Equipment)

近用調節視標 (Near accommodative target)：最佳 NPC 視標為白底及約 4 至 5cm 垂直黑線或使用 Royal Air Force(RAF) Rule。

二、設置 (Set-Up)

1. 調整患者及驗光師椅子的高度，使患者及驗光師的眼睛視軸成一直線。
2. 患者需配戴近用視力矯正工具。
3. 光線 (Ambient illumination)：照明充足能輕鬆的觀察患者眼睛狀態。
4. 檢查距離約 40cm，且不可擋到患者視線。

三、步驟 (Procedure)

1. 請患者看著距離約 40cm 之視標，並請患者告知所看到的視標線條數量，若為兩個或兩條線，則將視標慢慢推離患者，直至視標變成一個。並從這個距離開始進行 NPC 檢查。

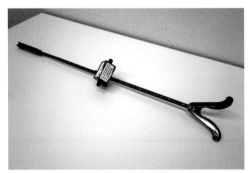

Royal Air Force (RAF) Rule

⑵請患者注視視標，並將視標緩緩移向患者，同時告知患者當看到視標變兩個時，請馬上告知，此時需觀察患者的眼睛是否有對準視標。

⑶當患者告知視標變兩個時，此時停止移動視標，並記錄患者與視標之距離，此爲破裂點 (Break Point)。當發現患者眼睛偏離注視 (Lost Fixation) 時，將偏離眼及距離記錄之，此亦爲破裂點。

⑷請患者繼續看著視標，並將視標往後移動，告知患者若視標變回一個時，請馬上告知您。

⑸當患者告知視標變回一個時，停止移動視標，並記錄患者與視標之距離，此爲回復點 (Recovery Point)。當您發現患者眼睛從偏離注視到重新注視時，將此距離記錄之，此亦爲回復點。

四、記錄 (Records)

- NPC_{SC} 或 NPC_{CC} - XX cm @Break point / XX cm @ Recovery point
- Diplopia/Suppression/TTN (to the nose)
- NPC_{CC}- XX cm/ XX cm OS out, suppression
- NPC_{sC}- XX cm/ XX cm OD out, diplopia

參考文獻 (References)

- Anstice, N., Backhouse, S., Calderwood, M., Colón, Y., Jacob, R., Misra, S., & Phillips, J. R. (2014). *Optometry: Manual, 12th Ed, School of Optometry & Vision Science*. The University of Auckland.
- Kurtz, D., Heath, D. A., Hines, C., & Flom, R. (2004). *Clinical procedures for ocular examination* (Vol. 3). New York: McGraw-Hill.

記　　錄

日　期：

Working（檢查過程敘述）：

日 期：

Working（檢查過程敘述）：

4.4 角膜反射光測試 (Corneal Reflex Test)

簡介 (Introduction)

　　角膜反射光測試 Hirschberg Test 或 Corneal Reflex Test，是經由雙眼角膜反射光對照瞳孔位置，以快速篩檢患者有無斜視。

一、設備 (Equipment)

1. 筆燈 (Penlight)。
2. 遮眼棒 (Occluder)。

二、設置 (Set-Up)

1. 患者移除矯正工具。
2. 驗光師手持筆燈。

三、步驟 (Procedure)

1. 將筆燈距離患者約 50cm 至 100cm，將筆燈面向患者並放置於您的兩眼之間（約鼻樑位置）。
2. 請患者注視筆燈的光（應避免筆燈太亮或造成刺眼）。
3. 從筆燈後方觀察患者兩眼角膜反射光點，注意兩眼角膜反射光是否對稱，或其中一眼偏鼻側或偏顳側。
4. 比較兩眼反射光位置
   ⑴ 若患者兩眼反射光位置相同，此患者無斜視。
   ⑵ 若反射光並非在對稱的位置上，則此患者可能有斜視。
5. 若患者有斜視，觀察兩反射光位置，注視眼反射光在瞳孔中央，非注視眼（斜視的眼睛）可能在瞳孔的鼻側或顳側。
6. 非注視眼反射光位置及其代表之眼位分離位置。

反射光位置	眼位分離
瞳孔內側	外斜 (Exo)
瞳孔外側	內斜 (Eso)
瞳孔上側	下斜 (Hypo)
瞳孔下側	上斜 (Hyper)

⑺ 角膜反射光示意圖

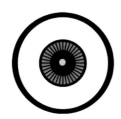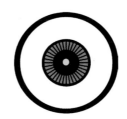

正位：角膜反射光於瞳孔正中心

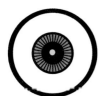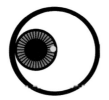　　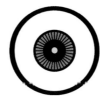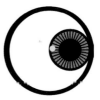

內斜 (Eso)：角膜反射光於瞳孔外側　　　外斜 (Exo)：角膜反射光於瞳孔內側

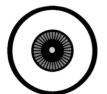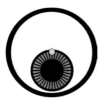　　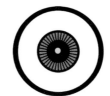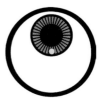

下斜 (Hypo)：角膜反射光於瞳孔上方　　上斜 (Hyper)：角膜反射光於瞳孔下方

四、記錄 (Records)

需記錄檢測方法，若無斜視記錄 Ortho，若有則需記錄斜視類型。

參考文獻 (References)

- Anstice, N., Backhouse, S., Calderwood, M., Colón, Y., Jacob, R., Misra, S., & Phillips, J. R. (2014). *Optometry: Manual, 12th Ed, School of Optometry & Vision Science*. The University of Auckland.
- Kurtz, D., Heath, D. A., Hines, C., & Flom, R. (2004). *Clinical procedures for ocular examination* (Vol. 3). New York: McGraw-Hill.

記　錄

日期：

Working（檢查過程敘述）：

日期：

Working（檢查過程敘述）：

4.5 眼球運動能力測試 (Extraocular Motility, EOM)

簡介 (Introduction)

　　眼球運動能力測試 (Extraocular Motility, EOM) 是用來評估患者兩眼共軛（轉動）的能力。透過此檢查可了解患者眼球運動概況及有無異狀，如有異常者，則可轉診做更深入的檢查，如肌肉、神經及腫瘤等。

> ➤ 設備 (Equipment)

1. 近用視標。
2. 筆燈。

> ➤ 設置 (Set-Up)

1. 調整患者及驗光師椅子的高度，使患者及驗光師的眼睛視軸成一直線。
2. 移除患者配戴的視力矯正工具。
3. 光線 (Ambient illumination)：照明充足能輕鬆的觀察患者眼睛狀態。
4. 檢查距離約 50cm，或一個手臂的距離。

一、雙 H 測試 (Double H Test)

1. 患者頭部不可轉動，移動眼睛來追蹤筆燈燈光移動（小孩則可使用有趣的小玩具）並告知患者：當眼睛轉動時，若感覺疼痛、不舒服、複視（燈光變兩個）時，請立即告知。

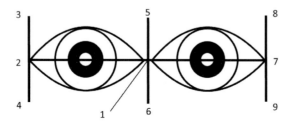

筆燈（視標）運轉方向

2. 筆燈對著患者正前方 1 的位置開始。

3. 把燈光慢慢的移往患者的右側 2，然後往上 3，再往下 4，再將燈光慢慢移至中線，往中線上方 5 的位置，然後通過中心點往下移至 6，最後再將燈光往患者左側移動至 7 的位置，然後往上下移至 8、9。

4. 在移動的同時，請觀察整個程序中，眼球轉動是否平滑、順暢，追蹤狀態是否精確，是否有複視、疼痛等問題，並記錄下來。

二、眼睛追蹤能力 (Pursuit Movement)

1. 檢查眼平順移動追蹤能力及測量眼睛圓形或 X 型移動情形。

2. 距離患者 30cm 至 40cm，請患者跟隨視標移動，此時將您的視標或筆燈畫一直徑 20cm 至 30cm 的圓，順時針畫圓兩次再逆時針畫圓兩次。

3. 觀察視標移動時，患者眼睛追蹤移動是否精準且平順，或是患者眼睛有跳動情形需要再次注視，並注意患者眼睛移動時頭或身體有無移動。

三、眼睛跳躍能力 (Saccadic Movement)

1. 將兩個視標分別置於患者水平視線兩邊，兩視標距離約 30cm 至 40cm。

2. 兩視標最好為不同顏色，且大小相等，例如紅色和藍色球裝在長棍上或使用紅色與藍色筆蓋，告訴患者當您說一顏色時請患者看該色視標。告知顏色時間隔需不一致，以防患者只是慣性從一個視標變換到另一視標。

3. 觀察五個循環，重複視標分離於 45°、135°、90°，再回到 180°。

4. 觀察眼移動之精準度、速度、延遲度及一致性。

四、記錄 (Records)

1. SAFE: S: Smooth（平滑順暢）、A: Accurate（精確）、F: Full（完整）、
   E: Extensive（廣泛）。

   圖示：

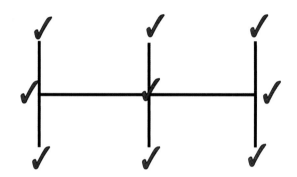

2. 若患者在檢查時出現任何症狀則需記錄如：

   jerky, unsteady, fail to follow

   restricted, lagging, noncomitant

3. 9 個眼位及眼睛肌肉使用如下圖所示：

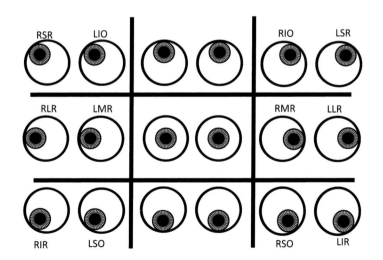

📖 參考文獻 (References)

- Anstice, N., Backhouse, S., Calderwood, M., Colón, Y., Jacob, R., Misra, S., & Phillips, J. R. (2014). *Optometry: Manual, 12th Ed, School of Optometry & Vision Science*. The University of Auckland.

- Edwards, K. N., & Llewellyn, R. D. (Eds.). (1988). *Optometry*. Butterworths.

- Griffin, J. R., & Grisham, J. D. (2002). *Binocular anomalies: Diagnosis and vision therapy*. Butterworth-Heinemann Medical.

- Grosvenor, T., & Grosvenor, T. P. (2007). *Primary care optometry*. Elsevier Health Sciences.

記　錄

日期：

Working（檢查過程敘述）：

日 期：

Working（檢查過程敘述）：

4.6 瞳孔反應評估 (Pupillary Responses)

簡介 (Introduction)

　　瞳孔是調節光進入眼睛多寡所不可缺少的重要器官，仔細評估患者的瞳孔反應可幫助驗光師了解患者的神經傳導路徑傳入 (Afferent Pathway) 及傳出 (Efferent Pathway) 功能是否正常，進而了解患者眼睛的神經傳導與健康狀況。瞳孔的測量包括形狀、大小、靈活度及完整性等。

> ➢ 設備 (Equipment)

1. 遠用視力表 (Distance chart)。
2. 近用視力表 (Near point visual acuity chart)。
3. 筆燈 (Penlight)。

> ➢ 設置 (Set-Up)

1. 調整患者及驗光師椅子的高度，使患者及驗光師的眼睛視軸成一直線。
2. 移除患者配戴的視力矯正工具。
3. 光線 (Ambient illumination)：偏暗但需看清楚患者的瞳孔變化。
4. 檢查距離約 25cm 至 30cm，但不可擋住患者視線。

一、瞳孔直接、間接反應測試 (Direct & Consensual Response)

1. 請患者看著遠方視標，不要直視驗光師的燈光。
2. 手持筆燈約在患者視軸稍偏低的位置，將筆燈光線照射患者的右眼，並同時觀察患者右眼瞳孔大小的改變及改變的速度。此為「瞳孔直接反應」(Direct response)。
3. 重複步驟 2 兩至三次。
4. 此時再次將筆燈光線照射患者的右眼，但觀察患者左眼瞳孔大小

的改變及改變的速度。此爲「瞳孔間接（協同）反應」(Consensual response)。

5. 重複步驟 4 兩至三次。

6. 重複步驟 2 至 5 於左眼，並記錄結果。

二、光擺動瞳孔反應測試 (Swinging Flashlight Test)

1. 請患者看著遠方視標，不要直視驗光師的燈光。

2. 手持筆燈約在患者視軸較偏低的位置，將筆燈光線照射患者的右眼約 3 至 5 秒，並同時觀察患者右眼瞳孔反應。此時快速地將筆燈移至患者的左眼，同樣的照射 3 至 5 秒，再快速地移至右眼。來回約 3 至 5 次。注意觀察在快速移動至下一眼剛剛開始照射的瞳孔反應（包括瞳孔放大、縮小、速度等）。請注意左右眼之光線照射角度及光亮度必須要一樣。

3. 若瞳孔反應及大小不平均時，則需在不同燈光下再測試 (Dim-Bright pupillary test)，並記錄下燈光狀態及結果。

➢ 記錄 (Records)

• PERRL (Pupil Equal Round Respond to Light)。

• RAPD (Relative-Afferent Pupillary Defect) or MG (positive Marcus Gunn)。

• OS > OD by 1mm in dim and bright。

Sluggish D & C

三、瞳孔明暗測試 (Dim-Bright Pupillary Test)

1. 設備 (Equipment)

⑴ 眼底鏡 (Ophthalmoscope)。

⑵ 遠用視力表 (Distance chart)。

⑶瞳孔測量尺 (Pupil gauge)。

⑷ PD 尺。

2. 設置 (Set-Up)

⑴調整患者及驗光師椅子的高度，驗光師不可擋到患者視線。

⑵移除患者配戴的視力矯正工具。

⑶光線 (Ambient Illumination)：偏暗但需看清楚患者的瞳孔變化。

⑷將眼底鏡光束調到最大，眼底鏡度數調置 +1.00D。

3. 步驟 (Procedure)

⑴亮光環境 (Bright Condition)

①請患者直視前方視標（不要看眼底鏡的燈），在距離患者約
1m 處使用眼底鏡，並將光束調為強光照射患者的臉，此時觀
察雙眼由視網膜反射出來的紅光，藉此比較雙眼瞳孔大小。

②目測雙眼瞳孔大小。哪眼大？大多少？並記錄下來。

⑵暗光環境 (Dim Condition)

①將眼底鏡的光線慢慢調暗，同時邊觀察雙眼瞳孔大小，直至
反射光幾乎看不到為止，再觀察及比較雙眼瞳孔大小。

②重複少驟 1 至 2，觀察雙眼瞳孔縮放的速度及反應。

4. 記錄 (Records)

- 將瞳孔大小不等 (Anisocoria) 實際大小記錄下來。

- Pupil: OD > OS by 0.3mm in dim and bright

- Pupil: In bright OD = 5.0mm, OS = 5.5mm

    In dim OD = 7.0mm, OS = 8.5mm

四、近距離（調節）瞳孔反應 (Pupillary Response to Accommodation)

1. 設備 (Equipment)

⑴ 遠用視力表 (Distance chart)。

⑵ 近用視標（字母或小圖）。

2. 步驟 (Procedure)

⑴ 將近用視標放置於患者之近點距離仍可調節的位置以刺激其調節力。

⑵ 請患者先看遠方視標，再看近用視標，此時觀察瞳孔收縮反應。

⑶ 請患者看近用視標，再看遠方視標，此時觀察瞳孔放大反應。

⑷ 重複步驟 2 及 3，觀察瞳孔縮放反應。

⑸ 比較瞳孔近距離及光照測試之反應。

3. 記錄 (Records)

- PERRLA, no APD。

- Both pupils constrict to near。

- OD unresponsive to near。

參考文獻 (References)

- Anstice, N., Backhouse, S., Calderwood, M., Colón, Y., Jacob, R., Misra, S., & Phillips, J. R. (2014). *Optometry: Manual, 14th Ed, School of Optometry & Vision Science*. The University of Auckland.

- Elliott, D. B. (2013). *Clinical procedures in primary eye care*. Elsevier Health Sciences.

記　錄

日　期：

Working（檢查過程敘述）：

日 期：

Working（檢查過程敘述）：

4.7 視野快篩評估 (Visual Field Screening)

簡介 (Introduction)

　　視野 (Visual Field) 是當眼睛注視某物時，同時能看到周圍一定範圍內之物體，其所見之空間範圍即稱視野，初級視野檢查能快速篩檢事前未注意到之視野缺損，此視野檢查僅能檢查出大範圍之視野缺損。視野初步評估可分為視野初篩評估 (Visual Field: Confrontation) 及指數視野評估 (Visual Field: Finger Counting)。

一、視野快篩棒：3mm 白球視標 (Confrontation Wand: 3mm white Target)

1. 設備 (Equipment)

⑴ 視標：白色直徑小於 3mm 球體，裝在黑色棒子上。

⑵ 遮眼棒 (Occluder) 或眼罩 (Eye patch)。

2. 設置 (Set-Up)

⑴ 移除患者配戴的視力矯正工具，如隱形眼鏡或眼鏡。

⑵ 消毒遮眼棒，並請患者手持遮眼棒。

⑶ 驗光師與患者面對點，距離約 50cm。

⑷ 光線 (Ambient illumination)：驗光師與患者間光線充足，但不刺眼。檢查室內燈光昏暗 (Dim light)。

3. 步驟 (Procedure)

⑴ 將您的食指放至於患者眼前約 40 至 50cm 處或直接放在您的鼻頭，請患者持續注視食指，直至檢查結束。

⑵ 將視標放在患者前並告知患者，此視標將會由眼睛周圍向內移動，當他感覺看到視標時請馬上告訴您，但眼睛需持續注視著食指。

⑶請患者用遮眼棒遮住左眼。

⑷將視標放在約患者無法看到的地方（約耳朵的位置）開始緩慢向視線方向移動，記錄患者最早能看到視標之位置。檢查過程中需請患者持續注視食指，眼睛不可移動。

⑸需測量八個方位之視野。（如下圖）

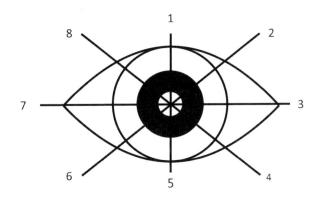

⑹請患者遮住右眼，檢查左眼，重複步驟 1 至 5。

注意：整個檢查，視標皆需距離患者臉部約 40 至 50cm 並注意不要碰觸到病患。

4. 記錄 (Records)

單眼分開記錄，若視野正常則記錄「Full」，若視野不正常，則記錄「Restricted」於有問題之位置。

- VF: OD full, OS full。
- VF: OD full, OS restricted upper left quadrant。

二、視野快篩棒：LED 閃燈棒 (Confrontation Wand: LED Flashing Light)

1. 設備 (Equipment)

⑴ 視標：LED 閃燈視野快篩棒。

⑵ 遮眼棒 (Occluder) 或眼罩 (Eye patch)。

2. 設置 (Set-Up)

⑴ 移除患者配戴的視力矯正工具，如隱形眼鏡或眼鏡。

⑵ 消毒遮眼棒，並請患者手持遮眼棒。

⑶ 驗光師與患者面對點，距離約 50cm。

⑷ 光線 (Ambient illumination)：將檢查室內燈光調暗至患者無法看見快篩棒之黑色桿 (Dark light)。

3. 步驟 (Procedure)

⑴ 將您的食指放至於患者眼前約 40 至 50cm 處或直接放在您的鼻頭，請患者持續注視食指，直至檢查結束。

⑵ 將閃燈視標放在患者前並告知患者，此閃燈視標將會由眼睛周圍向內移動，當他感覺看到光在閃時請馬上告訴您，但眼睛需持續注視著食指。

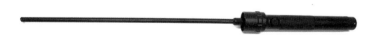

LED 閃燈視野快篩棒

⑶ 請患者用遮眼棒遮住左眼。

⑷ 將視標放在約患者無法看到的地方（約耳朵的位置）開始緩慢向視線方向移動，記錄患者最早能看到視標之位置。檢查過程中需請患者持續注視食指，眼睛不可移動。

⑸ 需測量八個方位之視野。（如下圖）

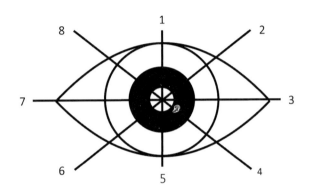

⑹ 請患者遮住右眼，檢查左眼，重複步驟 1 至 5。

注意：整個檢查，視標皆須距離患者臉部約 40 至 50cm 並注意不要碰觸到病患。

4. 記錄 (Records)

單眼分開記錄，若視野正常則記錄「Full」，若視野不正常，則記錄「Restricted」於有問題之位置。

- VF: OD full, OS full。
- VF: OD full, OS restricted upper left quadrant。

三、指數視野評估 (Visual Field: Finger Counting)

1. 設備 (Equipment)

遮眼棒 (Occluder) 或眼罩 (Eye patch)。

2. 設置 (Set-Up)

⑴ 移除患者配戴的視力矯正工具，如隱形眼鏡或眼鏡。

⑵ 消毒遮眼棒，並請患者手持遮眼棒。

⑶ 驗光師與患者面對點，距離約 60 至 80cm。

⑷ 光線 (Ambient illumination)：驗光師與患者間光線充足，但不刺眼 (Normal room light)。

3. 步驟 (Procedure)

⑴ 請患者用遮眼棒遮住左眼，從右眼開始檢查。

⑵ 告知患者，請他在檢查過程中，持續注視您的左眼，您將會在他的視線周邊比出 1 或 2 或 4 根手指，請患者將看到手指數量告訴您。請避免使用 3 根手指，患者容易搞混成 2 或 4 根手指。

⑶ 將您的右眼閉起來。

⑷ 請先將您的手指握拳，且移到周邊視野區域，位置為您可分辨出手指數量之最遠處，指數視野即形同周邊視野之視力，故請勿移動或晃動您的手指。

⑸ 將手指隨意比出 1 或 2 或 4，手指應上下垂直展示於您及患者之間，請勿指向患者。

⑹ 在八個方位重複步驟 4 及 5。

⑺ 請患者遮住右眼，開始檢查左眼，此時將您的右眼張開，左眼閉上，重複步驟 4 至 6。

注意：整個檢查過程接續確認患者持續注視您睜開眼。

4. 記錄 (Records)

單眼分開記錄，若視野正常則記錄「Full」，若視野不正常，則記錄「Restricted」於有問題之位置。

- FCF: OD full, OS full。
- FCF: OD full, OS restricted upper left quadrant。

參考文獻 (References)

• Anstice, N., Backhouse, S., Calderwood, M., Colón, Y., Jacob, R., Misra, S., & Phillips, J. R. (2014). *Optometry: Manual, 12th Ed, School of Optometry & Vision Science*. The University of Auckland.

記　錄

日　期：

Working（檢查過程敘述）：

日 期：

Working（檢查過程敘述）：

4.8 瞳孔距離測量 (Measurement of Inter-Pupillary Distance, PD)

簡介 (Introduction)

瞳孔距離（簡稱瞳距，Inter-Pupillary Distance, PD）是測量兩眼瞳孔中心之間的距離。當眼睛在看遠距離及近距離物體時，瞳距亦會隨著改變，故在視力檢測中，遠近瞳距皆需測量，尤其老花患者需特別注意近距離閱讀之瞳距。

> 設備 (Equipment)

1. PD 尺。

2. 筆燈 (Penlight)。

3. 瞳距儀。

> 設置 (Set-Up)

* 患者移除矯正工具。

* 調整患者及驗光師椅子的高度，使患者及驗光師的眼睛視軸成一直線。

* 請患者在檢查進行時將雙眼張開直視視標且將眼睛放鬆。

* 光線 (Ambient illumination)：光線充足，但不刺眼。

一、步驟 (Procedure)

（一）遠用瞳孔距離測量 (Distance PD)

1. 測量前告知患者：「我要幫您測量看遠及看近時兩眼之間的距離，在檢查中會輕觸到您的臉頰。」

2. 驗光師閉起右眼，睜開左眼，請患者注視您的左眼，或您張開的眼睛。

3. 將 PD 尺接近患者鼻樑，並將手輕靠於患者臉頰以維持 PD 尺穩定不晃動。

4. 若無筆燈：將 PD 尺刻度 0 對準患者右眼瞳孔邊緣，若患者瞳孔不正或大小不等，則將刻度對於虹膜邊緣。

　若有筆燈：將筆燈放置於您睜開的那眼下方，並請患者還是看著您張開的眼睛而不是看筆燈（注意：請不要用筆燈直射患者眼睛）。PD 尺刻度 0 對準患者右眼瞳孔反射光。

5. 此時，閉起左眼，睜開右眼，請患者注視您的右眼，或睜開的那眼。

6. PD 尺保持不動，您以右眼判讀患者左眼瞳孔（虹膜）邊緣／瞳孔反射光之刻度，此距離為患者遠距離 PD。

7. 記錄患者遠距離 PD (mm)。

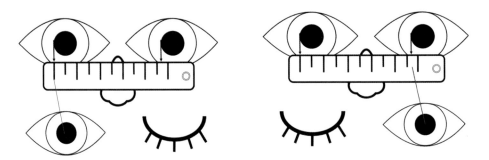

對準瞳孔邊緣測量患者遠用 PD

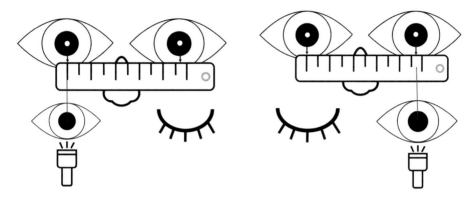

使用筆燈方式測量患者遠用 PD

（二）近用瞳孔距離測量 (Near PD)

1. 驗光師距離患者約 40cm，或患者平時之近用閱讀距離。

2. 將您的主力眼移至患者兩眼之間，或請患者注視您的鼻樑處。

3. 告知患者您將會輕觸到他的兩頰，將 PD 尺接近患者鼻樑，並將手輕靠於患者臉頰以維持 PD 尺穩定不晃動。

4. 若無筆燈：將 PD 尺刻度 0 對準患者右眼瞳孔邊緣，若患者瞳孔不正或大小不等，則將刻度對於虹膜邊緣。

   若有筆燈：將筆燈放置於您的鼻樑處或主力眼下方，但請勿直射患者瞳孔，PD 尺刻度 0 對準患者右眼瞳孔反射光。

5. PD 尺保持不動，您以同一眼判讀患者左眼瞳孔（虹膜）邊緣／瞳孔反射光之刻度，此距離為患者近距離 PD。

6. 記錄患者近距離 PD (mm)。

注意：若 PD 尺刻度 0 對準患者右眼顳側瞳孔（虹膜）邊緣，則左眼刻度判讀為鼻側瞳孔（虹膜）邊緣。

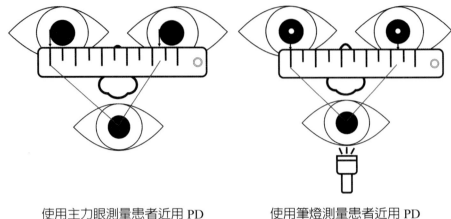

| 使用主力眼測量患者近用 PD | 使用筆燈測量患者近用 PD |

（三）使用瞳距儀測量瞳孔距離 (Measurement with Pupilometer)

1. 依測量遠距 PD 或近距 PD 將瞳距儀注視距離調整為∞（無限遠）
   或 30cm。

2. 將瞳距儀額頭及鼻樑支撐架輕輕靠在患者的前額及鼻樑處。

3. 請患者注視內部綠色亮燈，您從儀器另一方觀察視窗觀察患者瞳孔
   反射光點。

4. 分別移動右眼及左眼瞳距調整鈕，將 PD 指針與瞳孔反射光對齊。

5. 記錄瞳距儀上單眼及雙眼瞳距數值。

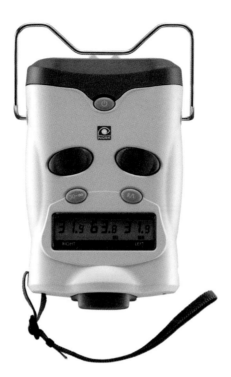

二、記錄 (Records)

1. PD：遠距 PD/ 近距 PD（mm）。
2. PD：66/ 62 (mm)。

參考文獻 (References)

- Anstice, N., Backhouse, S., Calderwood, M., Colón, Y., Jacob, R., Misra, S., & Phillips, J. R. (2014). *Optometry: Manual, 14th Ed, School of Optometry & Vision Science*. The University of Auckland.
- Kurtz, D., Heath, D. A., Hines, C., & Flom, R. (2004). Clinical procedures for ocular examination (Vol. 3). New York: McGraw-Hill.

記　錄

日期：

Working（檢查過程敘述）：

日　期：

Working（檢查過程敘述）：

第 5 章　自覺及他覺式驗光
(Subjective & Objective Refraction)

5.1 靜態視網膜檢影鏡 (Static Retinoscopy)

簡介 (Introduction)

視網膜檢影鏡是一種他覺式的屈光檢查方式 (Objective Refraction)，時常作為自覺式驗光的起始點或在無法進行自覺式驗光的患者身上。例如嬰兒、幼童、溝通不良或可能有潛藏的遠視者 (Latent Hyperopia)。視網膜檢影鏡是經由瞳孔觀察視網膜的反射光線及陰影來判斷，因此也能觀察出不規則或不平整的角膜，以及眼睛介質不透明等問題。

本章節學習宗旨

1. 設置視網膜檢影鏡「Plane mirror」或「Concave mirror」照明方式。

2. 找出適合自己之工作距離（67cm 或 50cm）。

3. 了解視網膜檢影鏡反射光「順動」(With) 及「逆動」(Against)。

4. 能夠觀察瞳孔中央反射，且不會受瞳孔周邊區域之光反射干擾。

5. 能觀察近視和遠視屈光不正之檢影反射光方向改變。

6. 能夠了解不同程度之遠視和近視反射光速度變化。

7. 了解主徑線與軸線的不同。

8. 尋找散光度數軸度方向。

9. 使用工作距離之鏡片來控制患者之調節。

10. 記錄觀察結果及眼鏡處方度數計算。

> 設備 (Equipment)

1. 義眼 (Schematic Eye)。
2. 綜合驗光儀 (Phoropter) / 試鏡片組 (Trial Lens Set)。
3. 線條式視網膜檢影鏡 (Streak Retinoscope)。
4. 固定視標 (Fixation Target)：紅綠視標或大視標如 0.05(20/400) 的 E。

> 設置 (Set-Up)

1. 移除患者配戴的視力矯正工具，如隱形眼鏡或眼鏡。
2. 調整患者及驗光師椅子的高度，使患者及驗光師的眼睛視軸成一直線。
3. 消毒綜合驗光儀與患者的接觸面。
4. 幫患者調整綜合驗光儀或配戴試鏡架，包括高低、瞳距等。
5. 告知患者在進行視網膜檢影鏡檢查時，請將雙眼張開並直視視標，如頭遮住患者的視標請立即告知。(視標以紅綠視標的「綠色」為佳)
6. 在進行檢查中，驗光師將雙眼保持張開且放鬆狀態。當檢查患者右眼時，驗光師亦使用右眼，檢查左眼時用左眼。
7. 光線 (Ambient illumination)：昏暗 (Dim light)。
8. 檢影之工作距離愈長其誤差愈小，不過距離太長也會使反射光很難觀察，最適當的距離為 50cm 至 67cm。

一、檢影之工作距離 (Working Distance, WD)

1. 找到自己適合且簡單測量的工作距離，並維持此距離。
2. 工作距離 WD = 患者的眼睛 ←→ 視網膜檢影鏡的距離。
3. 實際度數 Rx = 檢影度數減工作距離鏡片度數 (Working Lens, WL)。

工作距離 (WD)	工作輔助鏡片 (WL)
50cm	+2.00D
57cm	+1.75D
67cm	+1.50D

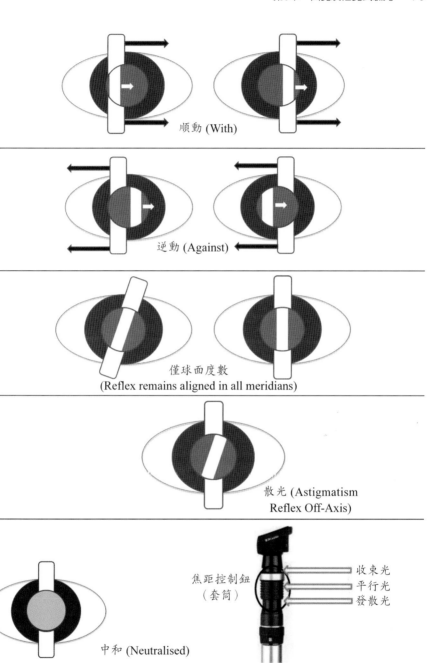

順動 (With)

逆動 (Against)

僅球面度數
(Reflex remains aligned in all meridians)

散光 (Astigmatism
Reflex Off-Axis)

中和 (Neutralised)

焦距控制鈕
（套筒）

收束光
平行光
發散光

二、認識主徑線與軸度的差異 (Understand the Difference between Meridian and Axis)

在臨床驗光上，許多驗光師常常混淆主徑線 (Meridian) 與軸度 (Axis)。主徑線為彎曲有弧度度數的那一方向，而軸度軸心是平面沒有度數的。想像一個易開鋁罐，當鋁罐開口朝上時，其上下貫穿的線條叫做軸線，直的、沒有度數的。而與軸線呈九十度角也就是鋁罐橫躺下來會滾動的那一片為主徑線。在視網膜檢影鏡檢查來說：

1. 您視網膜檢影鏡光束的線條角度為軸線軸度 (Axis)。
2. 您視網膜檢影鏡擺動的方向為主徑線 (Meridian)。
3. 若是主徑線 (Meridian) 角度應標示 @（at 或 along），若是軸度 (Axis) 應標示 ×（乘以）。

三、認識視網膜檢影鏡反射光：義眼 (Understand Retinoscopy Reflex: Dummy Eye)

1. 將義眼放置於您前方 50cm 或 67cm 處。
2. 右手持視網膜檢影鏡，並用右眼觀察孔尋找義眼的瞳孔（或使用左手和左眼），並將視網膜檢影鏡光束落在義眼的瞳孔處。
3. 將義眼後方軸長調節處往前推到底，且與視網膜檢影鏡光束呈現水平，並轉動視網膜檢影鏡使光束線條呈現垂直方向，此時將視網膜檢影鏡左右擺動。您會看到義眼瞳孔之反射光（橘紅色）移動方向與視網膜檢影鏡光束方向相同，稱為「順動」With。
4. 將義眼後方軸長調節處往後拉到底，從視網膜檢影鏡的光束照到義眼瞳孔，將視網膜檢影鏡光束線條保持上下垂直並將視網膜檢影鏡左右擺動，此時可觀察到反射光移動方向與視網膜檢影鏡光束方向相反，稱為「逆動」（Against）。

四、反射光速度及方向：球面度數及散光度數 (Speed and Direction of the Reflex: Spherical and Cylindrical)

1. 在 50cm 或 67cm 的測量距離，將義眼後方軸長調節處往前推或向後拉直到反射光的移動方向會瞬間從順動轉逆動或逆動瞬間轉瞬動（軸長調節處稍稍調整及立即順逆動變換的最後順動）爲止。此時您會看到反射光閃爍速度極快並充滿整個瞳孔。此步驟稱爲義眼中和點。

2. 在義眼前額外加入「正」鏡片度數會造成「逆動」，在眼前加入「負」鏡片則會造成「順動」。

3. 依次加入 +0.50DS、+1.00DS、+2.00DS 及 +4.00DS 鏡片，並觀察逆動的速度變化，光束的大小及反射光的樣式。

4. 依次加入 -0.50DS、-1.00DS 及 -4.00DS 鏡片，並觀察順動的速度變化，光束的大小及反射光的樣式。

5. 放入 +1.50DS 或 +2.00DS 的工作距離鏡片在義眼上（依您工作距離換算）。

6. 放入 -3.00DC 鏡片，散光軸度設定爲水平，觀察義眼的反射光爲水平（反射光方向與散光軸度相同），觀察反射光的外觀。

（一）使用視網膜檢影鏡觀察人眼 (Retinoscopy using the Human Eye)

1. 將綜合驗光儀兩眼檢視孔選轉鈕轉至 R（綜合驗光儀的 R 一般內建爲 +1.50D 提供 67cm 工作距離之驗光師使用，若您的工作距離爲 50cm，可直接放入 +2.00D 度數最後扣除計算）。如使用試鏡架，請放上工作距離輔助鏡片 WL 於片槽。

2. 指示患者注視遠方的視標。建議以 0.05(20/400) 或圓圈加上紅綠作

為視標並請患者看著綠色的視標。

3. 使用發散光觀察並評估兩個不同主徑線的視網膜反射光。保持雙眼張開直視，將視網膜檢影鏡套管旋轉讓線條光旋轉 360 度，並同時觀察眼底反射光的狀態。

4. 擺動視網膜檢影鏡並觀察反射光亮度、寬度是否有改變，並確認是否有斷裂或歪斜現象。如此可觀察患者是否有散光或純球面度數或有無其他問題。

5. 如果只有球面度數，順動時→每次加入 +0.25D 直到中和為止。

   逆動時→每次加入 -0.25D 直到中和為止。

   請確認所有徑線都是中和的。

   備註：若您認為患者度數較深，可以間隔較大的度數加入（0.50 或 1.00D 等）

6. 若有散光度數，請先找出主要的兩個主徑線，並觀察這兩個主徑線是順動還是逆動。

   順動時→每次加入 +0.25D 直到中和為止。

   逆動時→每次加入 -0.25D 直到中和為止。

   請確認兩個主徑線都是中和的。

   備註：若您認為患者度數較深，可以間隔較大的度數加入（0.50 或 1.00D 等）

7. 當兩個主要徑線都中和的時候，先記錄下兩條主徑線所用來中和的球面度數。

8. 由視網膜檢影鏡所測量出來的度數換算至矯正度數處方：

   兩個度數中比較「正」的度數即是球面度數，兩個度數的「差」即是散光度數，兩個度數中比較「負」的度數的「軸度」（視網膜檢影鏡光的位置）則是散光軸度。

例：當您檢影時視網膜檢影鏡光束線條放在 90 度時，測得
　　了 -2.00DS（如圖 1）。

　　當您檢影時視網膜檢影鏡光束線條放在 180 度時，測得
　　了 -3.25DS（如圖 2）。

則依照上列法則：

⑴ 兩個度數中比較「正」的度數即是球面度數 (-2.00DS)。

⑵ 兩個度數的「差」即是散光度數 (-3.25DS – (-2.00DS) =
　　-1.25DS。

⑶ 兩個度數中比較「負」的度數的「軸度（視網膜檢影鏡光的位
　　置）」則是散光軸度（-3.25DS 比 -2.00DS 還要負，而 -3.25DS
　　是光束線位於 180 度時所測得的，因此軸度為 180 度）。

⑷ 因此此患者的矯正度數為 -2.00/-1.25×180。

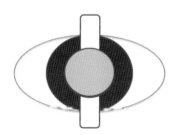

圖 1：光束線條放在 90 度時，測得 -2.00DS

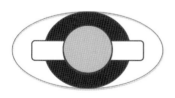

圖 2：光束線條放在 180 度時，測得 -3.25DS

📖 參考文獻 (References)

- Anstice, N., Backhouse, S., Calderwood, M., Colón, Y., Jacob, R., Misra, S., & Phillips, J. R. (2014). *Optometry: Manual, 12th Ed, School of Optometry & Vision Science*. The University of Auckland.

- Kurtz, D., Heath, D. A., Hines, C., & Flom, R. (2004). *Clinical procedures for ocular examination* (Vol. 3). New York: McGraw-Hill.

記　錄

在下列表格中記錄實際使用來中和度數的鏡片及主徑線，並畫出正確的主徑線光學十字及軸度光學十字。

預測散光度數	實際中和鏡片度數及主徑線方向	視網膜檢影鏡移動方向（主徑線）之光學十字（扣除工作距離）	視網膜檢影鏡光束方向（軸度）之光學十字（扣除工作距離）	未知散光鏡片度數
+2.00DC	+1.75@090	+1.75D　／　0.00D	0.00D　／　+1.75D	+1.50DC@090

預測散光度數	實際中和鏡片度數及主徑線方向	視網膜檢影鏡移動方向（主徑線）之光學十字（扣除工作距離）	視網膜檢影鏡光束方向（軸度）之光學十字（扣除工作距離）	未知散光鏡片度數
+2.00DC	+1.75@090	+1.75D / 0.00D	0.00D / +1.75D	+1.50DC@090

記　　錄

日期：

視網膜檢影鏡光束方向度數（含工作距離）	視網膜檢影鏡光束方向（扣除工作距離 +1.50D）	矯正鏡片度數		
		球面度數	散光度數	散光軸度
+3.50@090 +4.75@180	+2.00 @090 +3.25@180	+3.25DS	-1.25DC	180

視網膜檢影鏡光束方向度數（含工作距離）	視網膜檢影鏡光束方向（扣除工作距離 +1.50D）	矯正鏡片度數		
		球面度數	散光度數	散光軸度
+3.50@090 +4.75@180	+2.00 @090 +3.25@180	+3.25DS	-1.25DC	180

記　錄

日期：

Patient Name:（患者姓名）　　Examiner:（驗光師姓名）

Working（檢查過程敘述）：

	Sph（球面度數）	Cyl（散光度數）	Axis（軸度）：	VA（視力）
R (OD)				
L (OS)				

Note:

Patient Name:（患者姓名）　　Examiner:（驗光師姓名）

Working（檢查過程敘述）：

	Sph（球面度數）	Cyl（散光度數）	Axis（軸度）：	VA（視力）
R (OD)				
L (OS)				

Note:

日期：

	Patient Name: （患者姓名）		Examiner: （驗光師姓名）	
Working（檢查過程敘述）：				
	Sph （球面度數）	Cyl （散光度數）	Axis （軸度）：	VA（視力）
R (OD)				
L (OS)				
Note:				

	Patient Name: （患者姓名）		Examiner: （驗光師姓名）	
Working（檢查過程敘述）：				
	Sph （球面度數）	Cyl （散光度數）	Axis （軸度）：	VA（視力）
R (OD)				
L (OS)				
Note:				

5.2 自覺式驗光 1：測量初始度數 (Subjective Examination 1: Determining the Sphere Power)

簡介 (Introduction)

在檢測遠距離矯正度數之自覺式驗光中，驗光師所期望的最終度數，是在患者眼睛調節完全放鬆狀態下使遠方物體影像聚焦在視網膜上。也就是能找出患者的「最佳球面」(Best Sphere)，又稱「最佳視力之最大正 (+) 球面度」(Maximum Plus to Maximum Visual Acuity, MPMVA)，以提供患者單眼最佳視力。

本章節學習宗旨

1. 使用試鏡架或綜合驗光儀及視標進行自覺式驗光。

2. 了解如何引導患者以達到控制患者之眼睛調節。

3. 精確測量球面度數。

➢ 設備 (Equipment)

1. 綜合驗光儀 (Phoropter) / 試鏡片組 (Trial Lens Set)。

2. 視力表。

➢ 設置 (Set-Up)

1. 移除患者配戴之視力矯正工具，如隱形眼鏡或眼鏡。

2. 調整患者及驗光師椅子的高度，使其舒適坐定。

3. 測量及使用患者遠方瞳距。

4. 將靜態視網膜檢影鏡或電腦驗光機所得到的淨值來做 MPMVA 之起點。

5. 將綜合驗光儀或試鏡架置於患者眼前，並確認驗光師能輕鬆操作儀器。

6. 調整儀器水平及瞳距，讓患者能兩眼對正檢視孔中心。

一、靜態視網膜檢影鏡或電腦驗光度數作起始 (Retinoscopy or Autorefraction Results as Starting Point)

1. 測量患者雙眼遠距離瞳距 (PD)，並調整綜合驗光儀或試鏡架。

2. 將靜態視網膜檢影鏡或電腦驗光機所測得之度數放入雙眼。完成後將患者右眼檢視孔打開，關閉左眼檢視孔。

3. 測量右眼視力。若靜態視網膜檢影鏡或電腦驗光機度數為準確的，則患者視力應可達到 0.8(20/25) 至 1.0(20/20) 的視力。

4. 將患者右眼霧視 (Fogging) 至約 0.5(20/40) 左右。通常為靜態檢影度加入約 +1.00D 或移除 -1.00D 左右的球面度數（有些電腦驗光機可能會驗度過「負／深」，因此可能需加入至 +1.50D 或移除 -1.50D 的球面度數才能將視力霧視至 0.5(20/40)）。

5. 確認患者的視力只有 0.3(20/60) 至 0.5(20/40)。若視力還是好過 0.5(20/40)，則繼續加入正球面度數，直至 0.5(20/40) 或 0.3(20/60) 左右為止。

6. 當患者視力降至或低於 0.5(20/40) 時，則每次增加 -0.50D 至視力提升至 0.5(20/40) 後，以 0.25D 為單位慢慢加入負的球面度數，並鼓勵患者辨識及讀出更小的視標。

7. 請確認在檢查過程中，每當加入 -0.25D 度數時，患者必須要提升約一行的視力或可讀出更多視標上的字。持續加入 -0.25D 鏡片，直至患者視力無法再進步為止。詢問患者方式可使用「是鏡片一清楚或鏡片二」，以此類推。若患者覺得負鏡片較清楚且可以多讀一些視標，則給予度數。倘若只說更清楚但無法多讀視標上的文字則不加度數。

8. 當測試左眼時則將右眼遮蓋，在左眼上重複以上步驟 3 至 7。

二、無起始度數可參考 (Determination of the Mean Sphere)

1. 測量右眼未矯正（裸視），並預估可能的球面屈光度數。

Visual Acuity			Sphere (DS)	Cylinder (DC)
6/6	20/20	1.0	Plano to ± 0.25	-0.25
6/7.5	20/25	0.8	± 0.25	-0.50
6/9	20/30	0.67	± 0.50	-1.00
6/12	20/40	0.5	± 0.75	-1.50
6/18	20/60	0.33	± 1.00 to ± 1.50	-2.00 to -3.00
6/30	20/100	0.2	± 2.00	-4.00

2. 當無靜態視網膜檢影鏡、電腦驗光或患者舊的眼鏡度數可參考作爲起始度時，可運用上列未矯正視力預估的度數作爲起始點。首先，先以參考度數的「正」鏡片作爲起始度數放於患者右眼前（如：視力爲 0.3(20/60)，先測試 +1.00DS。若視力爲 0.5(20/40) 時，應先嘗試 +0.50DS）。使用「正」度數爲起始原因是因爲，若患者眼睛仍有調節能力（特別是孩童或年輕族群其調節力強），若加入「負」鏡片則會刺激患者調節而能繼續看清楚，以致加過多的負度數而非最大正的最佳視力 (MPMVA)。

3. 鏡片加入後詢問患者，加入此鏡片後視力是變好、變差或一樣？

4. 若患者回答爲：

   (1) 視力變好或一樣（沒有變差），則將此度數加入綜合驗光儀或試鏡架上並重新測量視力。此時請參照下列「依患者視力建議之增減度數參考表」繼續往「正」度數推進，直至患者表示視力變差爲止。

(2) 若患者說視力變差，則可能剛放入的正度數已超過患者眼睛的需求（度數過正）。此時可漸漸地減少正度數或給予少量的負度數。請參考下列「依患者視力之建議增減度數參考表」來漸漸往負度數推進，直至您無法再提升患者視力為止。

依患者視力之建議增減度數參考表

Visual Acuity			Diopter
6/120	20/400	0.05	+/- 2.00D
6/60	20/200	0.1	+/- 1.50D
6/30	20/100	0.2	+/- 0.75D
6/18	20/60	0.33	+/- 0.50D
6/9	20/30	0.67	+/- 0.25D

註：上列所建議之增減度數參考表僅為參考用。驗光師應視狀況決定是否要以更大或更小的度數加減來測量。其要點是：

- 所增減的度數產生之視力差異是患者可以分辨出來的。
- 距離最終的最佳球面矯正度愈遠時則需大幅增減度數。
- 距離最終的最佳球面矯正度愈近時則需小幅增減度數。
- 若患者說視標看起來「比較黑」或「比較好」，但無法讀出更多的視標，這樣並不能成為給予更多「負」度數的理由。每加一個負度數都必須確認患者可以辨識及讀出更小的視標，以免給過量的負鏡片反而刺激調節而亂了度數。

5. 當測試左眼時則將右眼遮蓋，在左眼上重複以上步驟 1 至 4。

參考文獻 (References)

- Anstice, N., Backhouse, S., Calderwood, M., Colón, Y., Jacob, R., Misra, S., & Phillips, J. R. (2014). *Optometry: Manual, 12th Ed, School of Optometry & Vision Science*. The University of Auckland.
- Grosvenor, T., & Grosvenor, T. P. (2007). *Primary care optometry*. Elsevier Health Sciences.

記　錄

日期：

Working（檢查過程敘述）：

日期：

Working（檢查過程敘述）：

日期：

Working（檢查過程敘述）：

日期：

Working（檢查過程敘述）：

5.3 自覺式驗光 2：確認最佳球面度數 (Subjective Examination 2: Confirming the Sphere Power)

簡介 (Introduction)

患者在上一個步驟接受最佳球面（Best Sphere 或 MPMVA）度數之後，驗光師可以紅綠測試或 +1.00DS 霧視 (Fogging) 方式確認患者剛才所得到的球面度數是最佳球面度。

一、紅綠測試方式 (Red-Green Test)

1. 將上一階段所測得之球面度數繼續留在綜合驗光儀或試鏡架裡。將視力表加入紅綠濾鏡。

2. 先測量右眼並將左眼遮蓋。請患者將注意力集中在 0.8(20/25) 的那一行視標（或患者目前的最佳視力的大一行）。對於某些患者可能需要改為單一行視標。

3. 請患者先看綠色背景的視標，然後看紅色背景的視標。請患者比較哪一邊的視標或字體看起來比較清楚或兩邊一樣清楚（盡量避免使用「比較好」、「比較黑」或「比較亮」）。此檢查是基於色像差原理 (Chromatic Aberration)，因此色覺異常患者也能使用。請患者比較紅綠視標之清晰度。

4. 若患者覺得紅色背景的視標比較清楚，請加入 -0.25D 的球面度數。倘若患者覺得綠色背景的視標比較清楚，請減少 -0.25D 或加入 +0.25D 的球面度數。

5. 請重複步驟 3 及 4，直到患者表示紅綠視標一樣清楚。若無法一樣清楚，請使綠色比較清楚一點，以確保最小錯亂圓 (COLC) 落在視網膜上，準備傑克森交叉圓柱鏡 (Jackson Cross Cylinder, JCC) 的度數及軸度檢查。

6. 轉換至視力表，再次檢測患者之最佳球面視力。

7. 右眼測試完成後測試左眼，並將右眼遮蓋。在左眼上重複以上步驟 1 至 4。

注意：有些患者不適合做此檢查：

- 無論多少球面度數變化，患者總是認為紅色區塊內視標清楚者不適用。

- 年紀較大之患者，因為瞳孔較小及水晶體增加低波長吸收，使得他們較偏向紅色清楚者不適用。

二、霧視確認方式 (Fogging Test)

1. 將上一階段所測得之球面度數繼續留在綜合驗光儀或試鏡架裡。將視力表調至 0.5(20/40) 至 1.0(20/20) 那一段的視標（若患者視力在上一階段未達 0.5(20/40) 者，此方式可能不適用）。

2. 加入 +1.00DS 鏡片造成視力霧視，並告知患者此鏡片可能會讓視力模糊。請患者試著讀出最小可閱讀的視標。若患者可讀到 0.5(20/40) 或更小的視標，表示可能上步驟所測量之球面度數仍然過於「負」，此時應繼續加入 +0.25DS 之正度數直至患者剛好只能讀或不太讀得到 0.5(20/40)。

3. 此時移除所加入的 +1.00DS 鏡片。右眼測試完成後測試左眼，並將右眼遮蓋。

記　錄

Working（檢查過程敘述）：

日 期：

Working（檢查過程敘述）：

5.4 自覺式驗光 3：測量散光軸度及度數 (Subjective Examination 3: Determining the Cylinder Axis and Power)

簡介 (Introduction)

傑克森交叉圓柱鏡檢查法 (Jackson Cross Cylinder, JCC) 及散光圖（鐘面圖）檢查法 (Fan/Clock Dial Chart) 是在自覺式驗光中，被廣泛使用來檢測散光度數及軸度方式。經過最佳球面度數測量之後，可以調整患者之散光矯正度數及軸度。

本章節學習宗旨

1. 儀器設置／校正／對焦等。

2. 引導患者進行檢查。

3. 精準的測量度數並正確記錄檢查結果及相關資訊。

➤ 設備 (Equipment)

1. 綜合驗光儀 (Phoropter)／試鏡片組 (Trial Lens Set)。

2. 傑克森交叉圓柱鏡 (JCC)。

3. 散光圖／鐘面圖 (Fan Chart / Clock Dial Chart)。

4. 視力表。

一、傑克森交叉圓柱鏡 (Jackson Cross Cylinder, JCC)

1. 將上一階段所測量到的最佳球面度數放在綜合驗光儀或試鏡架裡，此時的最小錯亂圓 (COLC) 落在患者的視網膜上。

2. 將視標調整為點狀或圓形。若無此視標者可使用患者單眼自覺式驗光中所測最佳球面度數 (Best Sphere) 之最佳視力的上一行視標。盡量使用圓型的視標。

3. 依下列步驟先測量患者的右眼，並將左眼遮蓋。右眼完成後測量左眼並遮蓋右眼。

（一）以 JCC 檢測及微調散光軸度 (Astigmatism Axis Check with JCC)

1. 若無起始可參考之散光度數，可先依最佳球面之矯正視力選用適當度數的傑克森交叉圓柱鏡。

2. 告知患者您將會給他 1 號及 2 號的兩個影像選擇，這兩種可能都很模糊，但從中選擇一個比較清楚或比較不模糊的。視標圓不圓爲其次。

3. 將 JCC 鏡片的軸線（一般爲紅點及白點）對準 90 度及 180 度，請患者注視視標，並告知：「這是 1」，並於約 2 秒後再次翻轉 JCC並說：「這是 2，哪一個比較清楚？」常常需要重複兩、三次來讓患者可以做出選擇。記住患者是選擇紅點在 90 度或 180 度比較清楚。

4. 此時將 JCC 鏡片的軸線對準 45 度及 135 度，再次翻轉 JCC 並讓患者做出選擇。記住患者是選擇紅點在 45 度或 135 度比較清楚。

5. 經過步驟 3 與 4，您大概可以知道患者之散光軸度落在哪一個位置。例如步驟 3 患者選擇了 90 度（上下垂直比左右清楚），而在步驟 4 若患者選擇了 135 度，則患者的散光軸度很有可能落在 90 度至 135 度之間。

6. 在先前測量最佳球面度數時，您已知道患者之最佳球面度所能夠帶給患者的最佳視力。而剩餘未矯正的部分很有可能是散光所造成的。因此，可藉由此最佳球面的視力來預估散光度數。並將此預估度數加入綜合驗光儀或試鏡架，並把散光鏡片軸度放置於 90 度至135 度之間。

7. 若使用綜合驗光儀，則將 JCC 上的「A」(Axis) 對準散光軸度，也就是紅點與白點跨越散光軸。如以手持式 JCC，則需將 JCC 的手柄對齊患者的散光軸即可。

8. 請患者注視視標，並告知：「這是 1」。於 2 秒後翻轉 JCC，並說：「這是 2，哪一個比較清楚？」，常常需要重複兩、三次來讓患者可以做出選擇。

9. 當患者告知哪一個比較清楚時，請將散光的軸度朝著 1 或 2 的那一面 JCC 紅點方向移動。剛開始可以 10 度至 15 度大幅轉動。

10. 重複上述之步驟。當散光軸朝反方向轉動時，依然重複上述的步驟，但是以 5 度或更少度微調。當愈接近患者實際軸度時則需微調更少。直到兩個影像的清晰度相同或很類似，或 1 度或 2 度微調時來回轉換方向。此時即找到患者的散光軸度（註：若患者的散光度數很淺，就算 5 度的調整患者可能也分不出差別。但對於高度散光的患者而言，差距 1 度或 2 度亦可分辨出差異）。因此散光度數愈深，則散光的軸度就必須愈精確，以提供患者之最佳視力。

（二）以 JCC 測量散光度數 (Astigmatism Power Check with JCC)

1. 將 JCC 上的「P」(Power) 對準散光軸度，也就是紅點或白點對齊散光軸。手持式 JCC 亦然。

2. 此時再次告知患者您會給予 1 號及 2 號的影像選擇，從中選擇一個比較清楚或比較不模糊。

3. 請患者注視視標，翻轉 JCC 並詢問患者「哪一個比較清楚？」同樣可能需要重複兩、三次來讓患者選擇。

4. 若患者選擇紅點和鏡片的散光軸對齊的那一面，請將目前的散光度數再加入 -0.25D 的散光；若患者選擇白點和散光軸對齊，請將散

光度數減少 -0.25D 的散光。

5. JCC 在微調散光度數的過程中，為維持最佳球面讓最小錯亂圓 (COLC) 能夠繼續保持在視網膜上，因此當您每加入了 -0.50D 的散光度數，請同時加入 +0.25D 或移除 -0.25D 的球面度數。

6. 重複上述步驟，直到兩個影像的清晰度看起來差不多，或不斷地加入又減去度數時，即可停止。

註：若 JCC 微調後，患者的散光度數超過 0.75D 以上，建議重新確認散光軸度。

二、散光圖（鐘面圖）檢查法 (Fan Chart / Clock Dial Test)

1. 若先前已加入檢影或電腦驗光之散光度數至綜合驗光儀或試鏡架者，請先將散光度數移除。

2. 將患者視力霧視至 0.5(20/40) 左右（加入約 +0.50 至 +1.00 DS 的球面度數）。

3. 將視力表換成鐘面圖。

（一）測量散光軸度 (Determination of Cylindrical Axis)

1. 請患者注視鐘面視標，告知患者這視標上 1 至 12 每個鐘點都有一條線。12 點跟 6 點鐘成一直線，3 點跟 9 點鐘成一直線等。

2. 此時請問患者：「看上面的線條並告訴我哪一組線或區塊比較清楚或比較黑？」

　(1) 全部線條都一樣清楚或一樣模糊：

　　① 則再加入 +0.50 D 球面鏡片使視力更加霧視，然後確認患者是否可辨識出哪些線條比較清楚或比較黑。

　　② 若加入 +0.50D 鏡片後，患者依然表示所有的線條皆一樣清楚一樣黑，則患者的這個眼睛可能沒有散光。

⑵ 若患者表示其中有一組線條比較清楚或比較黑，則患者的測試眼睛應有散光。此時可運用「30 法則」(Rule of Thirty) 計算加入散光鏡片。將患者告知之鐘點線條取其較小的鐘點數字，再乘以 30 即是軸度。例如：患者表示 1 點跟 7 點的線條最清楚，則將散光軸度放置於 30 度 (30×1 = 30) 的位置。

⑶ 如果患者告知同時有兩組線差不多清楚或一樣黑：則選擇兩個軸度的中間值（如「2 點跟 8 點」與「3 點跟 9 點」兩組線條一樣清楚，則將散光軸度放置於 30×2.5 = 75 度的位置）。

（二）確認散光度數 (Determination of Cylindrical Power)

1. 請患者只注意看最清楚的線條，以及與其垂直（差 90 度）的模糊線條。（如 1 點跟 7 點的線條最清楚，則注意觀察與比較「1 跟 7（最清楚）及 4 跟 10（最模糊）」的兩組線條。

2. 漸漸加入以 -0.25 D 爲單位的散光鏡片，每次加入時也詢問患者兩組線條是否有一樣清楚了。

3. 若患者仍然表示「1 點跟 7 點」線條比較黑或清楚，則繼續加入 -0.25 D 散光鏡片，直到患者表示所有的線條都清楚或一樣黑。

4. 若患者表示變成 4 點跟 10 點方向的線條比較黑或清楚了，則減去 -0.25D 散光。

5. 繼續以上步驟，直到所有的線條全部一樣黑及一樣清楚爲止。

6. 若檢查中，患者表示換成不同組的線條變比較黑或清楚時，表示軸度可能有誤差，此時請將散光軸度往比較清楚線條相對應的軸度方向稍做調整即可。

（三）散光度數的複檢 (Rechecking the Cylindrical Power)

1. 加入球面度數 +0.25 D 至 +0.50 D 使患者視力霧視，並請患者比較：

⑴一樣清楚或一樣模糊，則此步驟完成，可進行下一項檢查。

⑵若 1 點跟 7 點比較清楚→再加入 -0.25D 散光鏡片。

⑶若 4 點跟 10 點比較清楚→再降低 -0.25D 散光鏡片。

⑷若在兩者之間來回變換，則使用較少之散光度數。

參考文獻 (References)

- Anstice, N., Backhouse, S., Calderwood, M., Colón, Y., Jacob, R., Misra, S., & Phillips, J. R. (2014). *Optometry: Manual, 12th Ed, School of Optometry & Vision Science*. The University of Auckland.

- Grosvenor, T., & Grosvenor, T. P. (2007). *Primary care optometry*. Elsevier Health Sciences.

- Kurtz, D., Heath, D. A., Hines, C., & Flom, R. (2004). *Clinical procedures for ocular examination* (Vol. 3). New York: McGraw-Hill.

記　　錄

Working（檢查過程敘述）：

日期：

Working（檢查過程敘述）：

日期：

Working（檢查過程敘述）：

日期：

Working（檢查過程敘述）：

5.5 自覺式驗光 4：再次確認球面度數 (Subjective Examination 4: Rechecking the Sphere Power)

簡介 (Introduction)

患者經過最佳球面及散光度數檢測後，需再次確認現有的球面度數仍為患者的最佳球面度。此項檢查將不改變散光度數及軸度。

一、步驟 (Procedure)

1. 加入 +1.00D 或移除 -1.00D 球面度數，將患者視力霧視調整至約 0.5(20/40)。

2. 與之前最佳球面檢測相同，當每次加入 -0.25D 球面度數時，患者必須提升約一行的視力。

3. 以 0.25D 為單位漸漸加入負的球面度數，同時確認患者可辨認更小的視標。

註：同樣的，看起來「比較黑」或「比較好」，並不能成為給更多負度數的理由，而是必須可以辨識及讀出更小的視標。

記 錄

日 期：

Working（檢查過程敘述）：

日 期：

Working（檢查過程敘述）：

5.6 自覺式驗光 5：雙眼平衡 (Subjective Examination 5: Binocular Balance)

本章節學習宗旨

1. 檢查設置在患者雙眼視物情況下，分離患者左右眼視線。

2. 使患者雙眼的遠距離調節平衡。

3. 能夠測量及改變單眼球面度數以達雙眼同等之調節刺激。

4. 能夠測得雙眼球面度數。

5. 正確記錄最終雙眼平衡之結果。

一、雙眼平衡 (Binocular Balance)

雙眼視覺能力對人們來說是極大的賞賜，它除了讓人們有更精確且細膩的視覺感受外，同時也在平衡上扮演很重要的角色。此步驟也是對驗光師驗光過程中很重要的一個確認性步驟。若患者有雙眼視覺問題，如單眼弱視或如白內障等其他疾病，則此步驟請斟酌是否使用。

1. 步驟 (Procedure)

⑴ 將患者雙眼檢視孔打開，並確認兩眼皆能看見視標。

⑵ 將患者兩眼之最後驗光度數，各加入 +0.75D 至 +1.00 球面鏡片，並詢問患者是否已經覺得模糊（如需要可繼續加入 +0.25D，直到患者雙眼的視力變成 0.5 (20/40) 左右）。

⑶ 調整視力表至比目前視力還要大一行的單行視標（0.5(20/40) 或 0.4(20/50)）。

⑷ 使用綜合驗光儀上之旋轉稜鏡（試鏡架則使用試鏡組內的稜鏡），右眼為 3ΔBU（基底朝上，Base Up），左眼為 3ΔBD（基底朝下，Base Down）的稜鏡度。

⑸ 確認患者能看見兩行一樣的視標。一上一下（顏色亮暗不列入

考量），但這兩行視標應該是模糊的。

⑹ 請患者注視這兩行視標，並告知是上方或下方的視標比較清楚。

⑺ 在患者覺得較清楚的那一眼，再加入 +0.25 球面或移除 -0.25D 球面（下方比較清楚時，則於右眼加入 +0.25D 球面鏡片）。

⑻ 重複以上兩個步驟，直到患者覺得上下視標看起來差不多清楚、模糊或來回互換爲止。

⑼ 當兩眼覺得一樣模糊時，即移除旋轉稜鏡。

二、雙眼之最佳球面 (Binocular Best Sphere (MPMVA))

在平衡患者的雙眼視覺之後，再次確認以確定患者之矯正度數是最佳球面度數。

1. 步驟 (Procedure)

⑴ 延續上一步驟，此時患者的視力應該仍然是在兩眼視力相等之霧視狀態（先前加入之+0.75D至+1.00球面霧視鏡片尙未移除）。

⑵ 請患者讀視力表並確認仍是在霧視狀態。

⑶ 與之前確認最佳球面一樣，當每次加入 -0.25DS 球面度數時，患者必須提升約一行的視力。

⑷ 以 0.25D 爲單位加入負的球面度數，同時確認患者可辨認更小的視標。如不能辨識更小的視標時，則應停止。

　註：同樣的，看起來「比較黑」或「比較好」，並不能成爲給更多負度數的理由，而是必須可以辨識及讀出更小的視標。

2. 紅綠測試 (Red-Green Duochrome Test)（可選用）

⑴ 有些驗光師喜歡在最後度數確認時選用紅綠測試取代上述之霧視方式。

⑵ 將視力表調至患者最佳視力上一行，並加入紅綠濾鏡。

⑶ 請患者先看綠色背景的視標，然後看紅色背景的視標。請患者

比較哪一邊的視標或字體看起來比較清楚或兩邊一樣清楚（不是「比較好」、「比較黑」或「比較亮」）。

⑷ 若患者覺得紅色背景的視標比較清楚，請加入 -0.25D 的球面度數。倘若患者覺得綠色背景的視標比較清楚，請減少 -0.25D 的球面度數。

⑸ 請重複步驟 3 及 4，直到患者表示紅綠視標一樣清楚。若無法一樣清楚，請選擇最後一個紅色比較清楚的球面鏡片度數。

⑹ 記錄兩眼的度數及視力，右眼 (OD)、左眼 (OS) 及雙眼 (OU)。

記　錄

日期：

Patient Name: （患者姓名）	Examiner: （驗光師姓名）

Auto-refraction（自動驗光機）/ Retinoscopy 檢影度數：

Working（檢查過程敘述）：　　　　　　　　　　　PD:
<u>Monocular Srbjective Refraction 單眼自覺式驗光：</u>
Determining the Sphere Power (1st MPMVA):

	Sph（球面度數）	Cyl（散光度數）	Axis（軸度）：	VA（視力）
R (OD)				
L (OS)				

Determining the Cylinder Axis and Power (JCC):

	Sph（球面度數）	Cyl（散光度數）	Axis（軸度）：	VA（視力）
R (OD)				
L (OS)				

Rechecking the Sphere Power (2nd MPMVA):

	Sph（球面度數）	Cyl（散光度數）	Axis（軸度）：	VA（視力）
R (OD)				
L (OS)				

<u>Binocular Balance 雙眼平衡：</u>
Binocular Balance and Binocular Sphere:

	Sph（球面度數）	Cyl（散光度數）	Axis（軸度）：	VA（視力）
R (OD)				
L (OS)				

日期：

Patient Name:（患者姓名）	Examiner:（驗光師姓名）

Auto-refraction（自動驗光機）/ Retinoscopy 檢影度數：

Working（檢查過程敘述）：　　　　　　　　　　PD:

Monocular Srbjective Refraction 單眼自覺式驗光：

Determining the Sphere Power (1st MPMVA):

	Sph（球面度數）	Cyl（散光度數）	Axis（軸度）：	VA（視力）
R (OD)				
L (OS)				

Determining the Cylinder Axis and Power (JCC):

	Sph（球面度數）	Cyl（散光度數）	Axis（軸度）：	VA（視力）
R (OD)				
L (OS)				

Rechecking the Sphere Power (2nd MPMVA):

	Sph（球面度數）	Cyl（散光度數）	Axis（軸度）：	VA（視力）
R (OD)				
L (OS)				

Binocular Balance 雙眼平衡：

Binocular Balance and Binocular Sphere:

	Sph（球面度數）	Cyl（散光度數）	Axis（軸度）：	VA（視力）
R (OD)				
L (OS)				

Patient Name: （患者姓名）	Examiner: （驗光師姓名）

Auto-refraction（自動驗光機）/ Retinoscopy 檢影度數：

Working（檢查過程敘述）：　　　　　　　　　　　　　PD:

Monocular Srbjective Refraction 單眼自覺式驗光：

Determining the Sphere Power (1st MPMVA):

	Sph（球面度數）	Cyl（散光度數）	Axis（軸度）：	VA（視力）
R (OD)				
L (OS)				

Determining the Cylinder Axis and Power (JCC):

	Sph（球面度數）	Cyl（散光度數）	Axis（軸度）：	VA（視力）
R (OD)				
L (OS)				

Rechecking the Sphere Power (2nd MPMVA):

	Sph（球面度數）	Cyl（散光度數）	Axis（軸度）：	VA（視力）
R (OD)				
L (OS)				

Binocular Balance 雙眼平衡：

Binocular Balance and Binocular Sphere:

	Sph（球面度數）	Cyl（散光度數）	Axis（軸度）：	VA（視力）
R (OD)				
L (OS)				

日期：

Patient Name: （患者姓名）	Examiner: （驗光師姓名）

Auto-refraction（自動驗光機）/ Retinoscopy 檢影度數：

Working（檢查過程敘述）：　　　　　　　　　　PD:

Monocular Srbjective Refraction 單眼自覺式驗光：

Determining the Sphere Power (1ᵗ MPMVA):

	Sph（球面度數）	Cyl（散光度數）	Axis（軸度）：	VA（視力）
R (OD)				
L (OS)				

Determining the Cylinder Axis and Power (JCC):

	Sph（球面度數）	Cyl（散光度數）	Axis（軸度）：	VA（視力）
R (OD)				
L (OS)				

Rechecking the Sphere Power (2ⁿᵈ MPMVA):

	Sph（球面度數）	Cyl（散光度數）	Axis（軸度）：	VA（視力）
R (OD)				
L (OS)				

Binocular Balance 雙眼平衡：

Binocular Balance and Binocular Sphere:

	Sph（球面度數）	Cyl（散光度數）	Axis（軸度）：	VA（視力）
R (OD)				
L (OS)				

5.7 近距自覺式驗光 (Near Vision Refraction and Presbyopia)

簡介 (Introduction)

當患者調節幅度 (Amplitude of Accommodation) 缺乏以至於近距離視物及聚焦距離變長時稱為老花。人們在約四十初歲或有特殊視覺需求時（如珠寶製作）則會有老花矯正的需求。老花患者的度數測量及處方會因為工作距離的不同而選擇不一樣的矯正度數。

為提供患者有舒適的近距離工作狀態，通常僅讓患者使用自己眼睛 1/2 的調節能力，而其不足的 1/2 需以「正」球面度數協助。此正鏡片需搭配患者遠距離之屈光度數使用。

此外，診斷老花及決定相對應之額外正鏡片需測量以下：

1. 精準地測量患者近點的工作距離或工作範圍。
2. 測量患者現有之調節幅度。
3. 決定暫定加入度數。
4. 測量此加入度數後患者可保持清晰影像之範圍。
5. 調整符合患者需求之加入度數，若需達到各種距離需求，則需折衷處理。
6. 選擇加入度數鏡片類型，單光鏡片 (Single Vision)，雙光 (Bifocal)，多焦 (Multifocal)，漸進 (Progressive) 或其他職業需求鏡片。

本章節學習宗旨

1. 決定暫定近用度數，且需考慮患者本身之調節幅度及工作距離。
2. 測量此近用度數可保持清晰影像之範圍，且調整近用度數使患者於近距離或中近距離工作時能擁有清晰影像。

➢ 設備 (Equipment)

1. 綜合式驗光儀 (Phoropter)。

2. 近視力表及固定桿 (Near point visual acuity rod and chart)。

3. 試鏡架及視鏡片組 (Trial frame and trial lens set)。

4. 捲尺、PD 尺。

➢ 設置 (Set-Up)

1. 如因工作上或特殊職業上之需求，可請患者提供工作距離。

2. 使用近點視力表時請確認照明充足（如加檯燈、800 Lux）。

3. 使用傑克森交叉圓柱鏡時，則以一般房間燈光即可（約 200 至 300Lux）。

一、調節近點加入法 (Tentative Add Based on Half the Amplitude in Reserve)

1. 測量患者的眼睛近點調節力（在初檢步驟時可能已經完成）。此近點調節距離的倒數就是調節力，如近點調節距離為 50cm，則 1/0.5 = 2.00D（近點調節力）。

2. 請患者將近點視力表移至所需要的閱讀或工作距離，如電腦、閱讀等距離。

3. 使用捲尺測量近點視力表與患者眼睛的距離。此距離的倒數就是眼睛在此距離所需之調節力。例如工作距離為 40cm(0.4m)，則所需之調節力為 1 / 0.4 = 2.50D。

4. 依舒適的閱讀狀態考量，一般只會讓患者使用自己眼睛一半的眼睛調節力，例如，若患者調節力剩下 2.00D，則 2.00D / 2 = 1.00D。

5. 此時 2.50D – 1.00D = 1.50D，因此以 +1.50D ADD 作為此患者的暫定加入度。

6. 雙眼同時 ±0.25DS 球面鏡片上下微調，以最清楚且舒服為準（可請患者將視力表前後移動，以測試清晰範圍）。

二、依年齡暫定加入度 (Tentative Add Based on Age)

若患者並沒有很特殊的閱讀距離需求，則驗光師可使用年齡來給予暫定加入度。

暫定加入度計算：暫定加入度＝0.75＋0.1×（年齡－40）

暫定加入度查表：

（以下為閱讀距離40cm之暫定加入度）

年齡	暫定加入度
40	+0.75D
43	+1.00D
45	+1.25D
47	+1.50D
49	+1.50D
50	+1.75D
52	+2.00D
53	+2.25D
55	+2.50D

三、依調節幅度及工作距離決定暫定加入度 (Tentative Add Based on Working Distance and Accommodation Amplitude)

若工作距離範圍正常，不低於30cm：

暫定加入度 (D) ＝工作距離 (D) － 0.5×（調節幅度）

若工作距離低於30cm：

暫定加入度 (D) ＝工作距離 (D) － 2/3×（調節幅度）

四、直接加入法 (Entering prescription and VA)

1. 將綜合驗光儀或試鏡架調整至近點瞳距。從患者的遠方自覺式驗光度數爲起始度，請患者將近點視力表拿至所需要的閱讀距離。

2. 每次兩眼同時加入 +0.25D，隨著患者的度數加入將漸漸地看清楚近點視力表。可上、下度數調整直到最清楚且舒服爲準（可請患者將視力表前後移動，以測試清晰範圍）。

五、交叉圓柱鏡測量法 (Binocular Crossed-Cylinder Method)

1. 此方式於綜合驗光儀進行比較恰當。

2. 在綜合驗光儀上，以患者的遠方自覺式驗光度數爲起始度。將瞳距調整爲近方瞳距。將近方視力表移至所需之近點距離（一般以 40cm 爲起點）。

3. 在綜合驗光儀上加入傑克森交叉圓柱鏡，紅點對正 90 度並使用柵欄視標。

4. 漸漸加入以 +0.25D 爲單位的正鏡片，直到患者覺得垂直線比較黑及清楚（此時垂直及水平線皆於視網膜前方），然後慢慢降低正度數至垂直、水平線一樣黑一樣清楚。

5. 可以 ±0.25D 以確認此度數爲垂直、水平線一樣黑一樣清楚。

6. 此時綜合驗光儀上的度數與遠方自覺式驗光的度數差則爲近點加入度 (ADD)。

參考文獻 (References)

• Anstice, N., Backhouse, S., Calderwood, M., Colón, Y., Jacob, R., Misra, S., & Phillips, J. R. (2014). *Optometry: Manual, 12th Ed, School of Optometry & Vision Science*. The University of Auckland.

- Grosvenor, T., & Grosvenor, T. P. (2007). *Primary care optometry*. Elsevier Health Sciences.
- Stark, L., & Obrecht, G. (1987). *Presbyopia: Recent research and reviews from the third international symposium*. Professional Pr.

記　錄

日期：

Working（檢查過程敘述）：

日 期：

Working（檢查過程敘述）：

第6章　調節評估
(Assessing Accommodation)

　　此部分檢查項目為在初步檢查或屈光檢查時發現異常或患者有特殊需求時可使用。

　　本章節所節錄之評估項目為：調節評估 (Assessing Accommodation)

1. 調節幅度測試 (Amplitude of Accommodation)

2. 相對調節評估 (Relative Accommodation)

3. 調節靈活度評估 (Accommodative Facility)

4. 他覺式測量調節精準度 (Accuracy of Accommodation using Objective Methods)

　　本章節學習宗旨：

1. 老人及年輕人調節幅度測量。

2. 相對調節能力測量（PRA, NRA 及相對調節範圍）。

3. 調節靈活度評估 (Accommodative Facility)，且能判斷結果與同年紀比較為正常或較低。

4. 使用 Nott 及動態視網膜檢影鏡─單眼評估方法 (MEM) 測量調節能力之準確性（有無 Lag of Accommodation）。

5. 使用自覺式檢查測量及評估調節力之精準度。

6.1 調節幅度 (Amplitude of Accommodation)

簡介 (Introduction)

調節幅度（Amplitude of Accommodation, AA 或 AoA）為眼睛能調節程度之最大量，當眼睛在放鬆狀態無調節時，遠方物體於視網膜上成像之界點稱遠點 (Far Point)。當眼睛進行最大程度調節時，近方物體於視網膜上成像之界點稱近點 (Near Point)，此兩點間之調節作用稱為調節幅度。近點 (Near Point) 測量可以視標向患者移動，找出視標持續聚焦於視網膜上之最短距離。通常在遠距離驗光檢查完成後才進行調節幅度測量，因此遠點 (Far Point) 為無限遠 (0.00D)。通常年齡為主要影響患者調節幅度的主因，隨患者年齡增加，眼內水晶體彈性下降所致。

其他可能會影響調節幅度的原因包括：

1. 患者本身的身體健康狀況。

2. 患者局部或全身用藥情形。

3. 檢查環境設置。

4. 檢查過程中眼聚合運動。

5. 患者是否願意盡最大努力。

6. 患者對第一次模糊的認定標準。

在遠距離驗光及雙眼視覺檢查完成後，在雙眼視覺狀態下進行調節力檢查。此檢查為例行檢查，其中包括：單眼調節幅度及雙眼調節幅度檢查。

➤ 設備 (Equipment)

1. 近用視力表 (Near point visual acuity chart)。

⑴ 比患者可看清楚的視標大 1 至 2 行。

⑵ 單一視標（NPC 視標）。

2. 遮眼棒 (Occluder)。

3. 捲尺。

➢ 設置 (Set-Up)

1. 患者需配戴看遠之矯正工具。

2. 燈光設置：照明充足。

3. 消毒遮眼棒。

一、測量調節幅度 (AoA) 方法包括

1. 推進測試 (Push-up) 測量第一次持續模糊（可使用 Royal Air Force (RAF) Rule 或近用視力表及使用捲尺測量）。

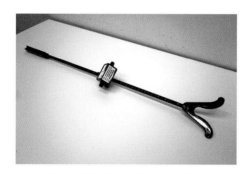

Royal Air Force (RAF) Rule

2. 負鏡片測量第一次持續模糊（使用遠距離視標）。

3. 結合負鏡片（例如 -5.00D）及推進測試測量第一次持續模糊。

二、推近測試 (Push-Up Method)

1. 步驟 (Procedure)

⑴ 請患者持遮眼棒遮住左眼，先測量右眼。

⑵ 將近用視標放在患者右眼前，並引導患者持續注視該視標。

⑶ 慢慢將視標往患者方向推近，請患者發現視標變模糊時馬上告知。

⑷ 請患者再眨眨眼或用力看（利用更多的調節力），若可看清楚則將視標持續往前移動，直至患者無法將視標看清楚並持續保持模糊，此時停止移動視標。

⑸ 用捲尺測量視標至患者眼睛之平面距離，此距離即爲患者之右眼近點調節距離 (Near Point of Accommodation, NPA)。

⑹ 將近點調節之距離換算成屈光度 (diopters)，此度數即爲患者之調節幅度 (Amplitude of Accommodation, AoA)。

⑺ 請患者遮住右眼，測量左眼，並重複步驟 1 至 6。

注意：單眼各測量三次，雙眼測量三次，且中間不要休息。當發現單眼測量或雙眼測量時數據明顯低於第一次測量時，即稱爲疲勞 (Fatigue)。

2. 記錄 (Records)

- 記錄測試方法及調節幅度（單位：屈光度 Diopters, D）。

- AoA(Diopters) = 1/ 近點調節距離 (m)。

- NPA (push-up) 例：OU: 8D。

- 期望値：Hofstetter's Formulas：
   - 調節幅度之最低期望値 = 15 –（0.25× 年紀）。
   - 調節幅度之平均期望値 = 18.5 –（0.30× 年紀）。
   - 調節幅度之最高期望値 = 25 –（0.40× 年紀）。

三、負鏡片測量法 (Minus Lens to Blur)

負鏡片測量法 (Minus Lens to Blur) 爲運用負鏡片對眼睛所造成的刺激調節，以測量眼睛的調節能力及幅度。

1. 步驟 (Procedure)

⑴ 使用綜合驗光儀或試鏡架設置爲近用瞳距，並加入患者遠用之最佳矯正度數。先檢測右眼，將患者左眼遮住。

⑵ 將近用視標放置於離患者約 40cm 處。請患者注視著比最佳視力大一至兩行的近用視標，若無老花之患者，0.67(20/30) 視標較爲適中。

⑶ 每次增加 0.25D 的負球面鏡片，緩慢地持續增加鏡片直至患者無法看清楚視標爲止。此時停止增加鏡片，讓患者適應並嘗試著去看清楚視標，若能將視標看清楚則繼續增加負鏡片，直至患者無法看清楚視標爲止。

⑷ 由患者原本度數上所增加的負鏡片度數加上 2.50DS（近用視標放置於 40cm ，因此所需之調節力爲 2.50D），即爲患者總調節幅度 (Total Amplitude of Accommodation)。

⑸ 打開左眼遮蓋右眼，並重複步驟 2 至 4。

2. 記錄 (Records)

記錄時需備註檢查方法，單眼分開記錄。

- AoA: OD 8D OS 8D (minus lens method)。
- AoA (minus lens method) OD 8D OS 8D。

參考文獻 (References)

- Anstice, N., Backhouse, S., Calderwood, M., Colón, Y., Jacob, R., Misra, S., & Phillips, J. R. (2014). *Optometry: Manual, 12th Ed, School of Optometry & Vision Science*. The University of Auckland.
- Kurtz, D., Heath, D. A., Hines, C., & Flom, R. (2004). *Clinical procedures for ocular examination* (Vol. 3). New York: McGraw-Hill.

記　錄

日期：

Working（檢查過程敘述）：

方法	右眼 (OD)	左眼 (OS)	雙眼 (OU)
Push- up 第一次持續模糊			
第二次測量 Repeat for Fatigue			
第三次測量 Repeat for Fatigue			
負鏡片測量			
結合 Push-up 及負鏡片法			

Working（檢查過程敘述）：

方法	右眼 (OD)	左眼 (OS)	雙眼 (OU)
Push- up 第一次持續模糊			
第二次測量 Repeat for Fatigue			
第三次測量 Repeat for Fatigue			
負鏡片測量			
結合 Push-up 及負鏡片法			

日期：

方法	右眼 (OD)	左眼 (OS)	雙眼 (OU)
Push- up 第一次持續模糊			
第二次測量 Repeat for Fatigue			
第三次測量 Repeat for Fatigue			
負鏡片測量			
結合 Push-up 及負鏡片法			

Working（檢查過程敘述）：

Working（檢查過程敘述）：

方法	右眼 (OD)	左眼 (OS)	雙眼 (OU)
Push- up 第一次持續模糊			
第二次測量 Repeat for Fatigue			
第三次測量 Repeat for Fatigue			
負鏡片測量			
結合 Push-up 及負鏡片法			

6.2 相對調節評估 (Relative Accommodation)

簡介 (Introduction)

相對調節 (Relative Accommodation) 爲在不影響患者雙眼聚合 (Convergence) 及融像的狀態下，調節力可被刺激的量。正相對調節 (Positive Relative Accommodation, PRA) 爲眼睛最大的調節力而持續保持雙眼視覺之清晰且單一無複視的影像。負相對調節 (Negative Relative Accommodation, NRA) 爲眼睛調節能放鬆的最大能力而持續保持雙眼視覺之清晰且單一無複視的影像。

NRA/PRA 測量於當患者雙眼有聚合 (Convergence) 需求時，雙眼可增加或減少其調節力之能力，能提供老花 (Presbyopia) 患者決定所要給予之加入度數之參考數據。

一、設備 (Equipment)

1. 綜合式驗光儀。
2. 近視力表及固定桿。

二、設置 (Set-Up)

1. 使用視力表時請確認照明充足（如加檯燈、800 Lux）。
2. 若患者非老花者，請在綜合驗光儀調整至患者最佳矯正度數或患者所習慣之度數，若患者爲老花患者，則需加入患者之近距離工作之度數。
3. 將近用視標表放置於固定桿上 40cm 處，並架於綜合驗光儀上。
4. 給予患者近點瞳孔距離 (PD)，並確保雙眼都沒有被遮住。

三、步驟 (Procedure)

1. 請患者告知近用視標上可看得清楚之最小視標。此時請患者注視可看得清楚之最小視標大一至兩行。若患者無法看清楚任何近用視標則需先增加正度數鏡片,每次增加 +0.25D 球面度數直至患者可看清楚視標爲止。若持續增加正度數鏡片,患者仍無法看清楚,則無法進行本檢查。

2. 先做負相對調節 (NRA)。雙眼同時增加以 +0.25D 爲單位的球面鏡片,直至患者開始感覺視標持續模糊時則停止。

3. 記錄正鏡片的加入總量。

4. 將綜合驗光儀調整回檢查前(做負相對調節前)之鏡片度數,並再次確認患者能看清楚視標。

5. 正相對調節 (PRA)。雙眼同時增加負度數鏡片,每次增加 -0.25D 球面鏡片,直至患者開始感到視標持續模糊則停止並記錄負鏡片的加入總量。

6. 將視標分別放置於 1m、50cm、33cm、25cm,並重複測量及計算每個注視距離的相對調節幅度。

四、記錄 (Records)

NRA 爲正鏡片總加入量,PRA 爲負鏡片總加入量。老花患者則需記錄開始檢查前從遠距度數給予額外的正鏡片(暫時給予正度數,ADD)。

1. NRA/PRA +2.50/-3.50。

2. NRA/PRA +1.50/-1.50 add +1.00。

3. 期望值:+2.00D±0.50/-2.37±1.00。

📖 參考文獻 (References)

- Anstice, N., Backhouse, S., Calderwood, M., Colón, Y., Jacob, R., Misra, S., & Phillips, J. R. (2014). *Optometry: Manual, 12th Ed, School of Optometry & Vision Science*. The University of Auckland.
- Kurtz, D., Heath, D. A., Hines, C., & Flom, R. (2004). *Clinical procedures for ocular examination* (Vol. 3). New York: McGraw-Hill.

記　　錄

距離	NRA	PRA
40cm		
1m		
50cm		
33cm		
25cm		

距離	NRA	PRA
40cm		
1m		
50cm		
33cm		
25cm		

距離	NRA	PRA
40cm		
1m		
50cm		
33cm		
25cm		

距離	NRA	PRA
40cm		
1m		
50cm		
33cm		
25cm		

距離	NRA	PRA
40cm		
1m		
50cm		
33cm		
25cm		

距離	NRA	PRA
40cm		
1m		
50cm		
33cm		
25cm		

6.3 調節靈活度評估 (Accommodative Facility)

簡介 (Introduction)

　　調節靈活度評估用於檢查單眼或雙眼能否快速且準確地改變其調節能力。此測試患者需在一分鐘內由遠距離到近距離視物再回到遠距離之眼睛調節力改變。檢測結果能有助於發現因調節能力不足或不靈敏所造成之初級雙眼視覺異常。此檢查僅適用於未有老花症狀之患者。

一、設備 (Equipment)

1. ± 1.00DS、± 1.50DS、± 2.00DS、± 2.50DS 翻轉鏡等。此節使用 ± 2.00D，測量距離爲 40cm 做說明。
2. 近用視標（較患者所視最好視標大一至兩行）。
3. 計時器 (Timer)。

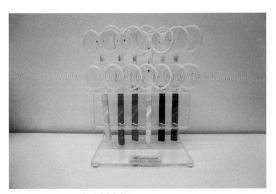

翻轉鏡組 (Flipper set)

二、設置 (Set-Up)

1. 使用視力表時請確認照明充足（如加檯燈、800 Lux）。
2. 患者配戴遠距離矯正工具，如眼鏡，隱形眼鏡。

三、步驟 (Procedure)

1. 將 ±2.00D 翻轉鏡放置於患者眼前,先使用 +2.00D 那一片。並詢問近用視標是否看得清楚。

   翻轉鏡度數選擇與測量距離有關:

測量距離	翻轉鏡度數
50cm	< ± 2.00D
40cm	< ± 2.50D
33cm	< ± 3.00D
25cm	< ± 4.00D

2. 請患者當一能看清(對焦)視標時馬上告知,此時立即將 -2.00D 那面轉到患者眼前。

3. 一次完整循環為 +2.00D 及 -2.00D 翻轉一次,每次翻轉皆請患者依序唸出視標上的字。重複步驟 1 及 2 並計時 60 秒。

4. 若患者能在 60 秒內重複循環 8 次以上,記錄下總共完成次數,並完成此項檢查。

5. 若未能達 8 次或以上者,則需單眼測試。先遮住左眼,右眼重複步驟 1 及 2,並記錄 60 秒內循環次數。

6. 遮住右眼,左眼重複步驟 1 及 2,並記錄次數。

四、記錄 (Records)

將患者雙眼或單眼總循環次數記錄下來,單位為每分鐘循環次數 (Cycles per minute, cpm),並記錄患者唸出視標情形,例如正鏡片時較慢、負鏡片時較簡單,正鏡片無法閱讀等。

1. Acc Fac. OU 8 cpm, slow on plus。

2. Acc Fac. OU 4 cpm, failed on minus。

3. 期望值：

	6-12 歲	18-30 歲	30-42 歲
Jackson & Goss	5.0±2.7		
Scheiman et al.	3.83±2.5		
Zellers et al.		7.72±5.15	
Siderov & Diguglielmo			1.2±2.1

參考文獻 (References)

- Anstice, N., Backhouse, S., Calderwood, M., Colón, Y., Jacob, R., Misra, S., & Phillips, J. R. (2014). *Optometry: Manual, 12th Ed, School of Optometry & Vision Science*. The University of Auckland.
- Kurtz, D., Heath, D. A., Hines, C., & Flom, R. (2004). *Clinical procedures for ocular examination* (Vol. 3). New York: McGraw-Hill.

記　錄

日期：

鏡片度數	Distance used	Cycles per minute, cpm
+/- 1.00D		
+/- 1.50D		
+/- 2.00D		
+/- 2.50D		

日期：

鏡片度數	Distance used	Cycles per minute, cpm
+/- 1.00D		
+/- 1.50D		
+/- 2.00D		
+/- 2.50D		

日期：

鏡片度數	Distance used	Cycles per minute, cpm
+/- 1.00D		
+/- 1.50D		
+/- 2.00D		
+/- 2.50D		

日期：

鏡片度數	Distance used	Cycles per minute, cpm
+/- 1.00D		
+/- 1.50D		
+/- 2.00D		
+/- 2.50D		

6.4 他覺式測量調節精準度 (Accuracy of Accommodation using Objective Methods)

近距離閱讀時，眼睛實際所發揮及使用的調節力經常會比其距離應該要使用的調節力來得少（如：閱讀距離為 40cm 時調節力需求是 2.5D，但眼睛往往所發揮的調節力會比 2.5D 來得少），這是因為眼睛看近點時，瞳孔會縮小並提供更多的景深，而這景深也讓調節遲緩 (Lag of Accommation) 不至於造成明顯的模糊。調節遲緩為眼睛聚焦在閱讀書本或物品的後方，而調節過度 (Lead of Accommation) 為眼睛聚焦於近距離閱讀的前方。

此近距離調節不精準的量可使用動態視網膜檢影鏡測量：

1. 單眼評估法 (Monocular Estimation Method, MEM)。

2. NOTT 動態視網膜檢影術。

➢ 設備 (Equipment)

1. 視網膜檢影鏡 (Retinoscopy)。

2. MEM 視網膜檢影鏡卡。

3. 視鏡片組或板鏡 (Lens Rack)。

➢ 設置 (Set-Up)

1. 將 MEM 視網膜檢影鏡卡放置在視網膜檢影鏡上。

2. 光線 (Ambient illumination)：明亮 (Bright light)，但不刺眼。

3. 患者配戴近用矯正工具（如年輕尚未老花患者則使用平時用矯正工具）。

4. 患者在雙眼視覺情形下進行。

一、NOTT 動態視網膜檢影術 (NOTT Dynamic Retinoscopy)

1. 請患者將近用視標拿至習慣且舒適的閱讀距離，並閱讀一行文字。

此時您也在此閱讀物的旁邊，讓視網膜檢影鏡與此閱讀物於相同的平面（閱讀物與相同距離網膜檢影鏡離患者眼睛一樣距離）。

2. 使用檢影鏡觀察反射光為「順動」或「逆動」。

3. 通常患者稍微聚焦於閱讀物之後，您會觀察到「順動」，緩慢往後移動，直至您發現反射光中和。

4. 測量此中和距離（患者聚焦處）至患者眼睛平面之距離。

5. 此調節力精準度為近閱讀距離及視網膜檢影鏡中和之距離換算成屈光度的差異。

二、動態視網膜檢影鏡：單眼評估方法 (Dynamic Retinoscopy: Monocular Estimation Method, MEM)

1. 將 MEM 卡架設於視網膜檢影鏡上，並在患者之工作距離位置進行檢影。若可能的話，請稍微低於患者視線以模擬患者之閱讀情形。

2. 視網膜檢影鏡的光束應為垂直方向，且位於患者鼻樑處。

3. 請患者讀出 MEM 卡上的字母，同時使用垂直光束快速掃過患者瞳孔正中心，觀察視網膜反射光為順動 (With)，逆動 (Against) 或中和 (Neutrality)。

4. 評估所需使用來中和視網膜反射光之屈光度數。順動—調節遲緩 (Lag of Accommodation)——加正鏡片，逆動—調節過度 (Lead of Accommodation)——加負鏡片。

5. 使用試鏡片或板鏡預估中和度數。將鏡片放在患者視線中央並再次快速評估反射光是否中和，若屈光度數正確，即可觀察到中和影像。

6. 檢查左眼，重複步驟 2 至 5。

三、記錄 (Records)

1. 記錄檢測方式，並將所測得之中和度數記錄下來。
2. 期望值：+0.25D 至 +0.50D。

參考文獻 (References)

- Anstice, N., Backhouse, S., Calderwood, M., Colón, Y., Jacob, R., Misra, S., & Phillips, J. R. (2014). *Optometry: Manual, 12th Ed, School of Optometry & Vision Science*. The University of Auckland.

- Bennett, G., & Rabbetts, R. B. (1998). *The eye's optical system*. Bennett and Rabbets' Clinical Visual Optics.

- Grosvenor, T., & Grosvenor, T. P. (2007). *Primary care optometry*. Elsevier Health Sciences.

- Haynes, H. M. (1985). Clinical approaches to nearpoint lens power determination. *American Journal of Optometry and Physiological Optics, 62*(6), 375-385.

- Jackson, T. W., & Goss, D. A. (1991). Variation and correlation of clinical tests of accommodative function in a sample of school-age children. *Journal of the American Optometric Association, 62*(11), 857-866.

- Scheiman, M., Herzberg, H., Frantz, K., & Margolies, M. (1988). Normative study of accommodative facility in elementary schoolchildren. *American Journal of Optometry and Physiological Optics, 65*(2), 127-134.

- Siderov, J., & Diguglielmo, L. I. N. O. (1991). Binocular accommodative facility in prepresbyopic adults and its relation to symptoms. *Optometry & Vision Science, 68*(1), 49-53.

- Zellers, J. A., Alpert, T. L., & Rouse, M. W. (1984). A review of the literature and a normative study of accommodative facility. *Journal of the American Optometric Association, 55*(1), 31-37.

記　錄

日期：

方法	Lag/Lead of Accommodation
NOTT Dynamic Retinoscopy	
M.E.M. Dynamic Retinoscopy	

方法	Lag/Lead of Accommodation
NOTT Dynamic Retinoscopy	
M.E.M. Dynamic Retinoscopy	

方法	Lag/Lead of Accommodation
NOTT Dynamic Retinoscopy	
M.E.M. Dynamic Retinoscopy	

方法	Lag/Lead of Accommodation
NOTT Dynamic Retinoscopy	
M.E.M. Dynamic Retinoscopy	

方法	Lag/Lead of Accommodation
NOTT Dynamic Retinoscopy	
M.E.M. Dynamic Retinoscopy	

日期：

方法	Lag/Lead of Accommodation
NOTT Dynamic Retinoscopy	
M.E.M. Dynamic Retinoscopy	

方法	Lag/Lead of Accommodation
NOTT Dynamic Retinoscopy	
M.E.M. Dynamic Retinoscopy	

方法	Lag/Lead of Accommodation
NOTT Dynamic Retinoscopy	
M.E.M. Dynamic Retinoscopy	

方法	Lag/Lead of Accommodation
NOTT Dynamic Retinoscopy	
M.E.M. Dynamic Retinoscopy	

方法	Lag/Lead of Accommodation
NOTT Dynamic Retinoscopy	
M.E.M. Dynamic Retinoscopy	

第 7 章 斜位（隱斜視）及立體視

(Heterophorias and Stereopsis)

雙眼視異常可分爲兩大類：

1. 雙眼視不存在：包括斜視 (Strabismus)，部分眼睛運動問題。

2. 雙眼視存在，但有時眼睛需要用力來維持：包括：斜位／隱斜視 (Phoria)、融像維持力差、調節問題及其他眼睛運動問題。

許多初步檢查。如遮蓋測試、角膜反射光檢查、眼睛運動測試等，皆爲第 1 類雙眼視異常所做之初步篩選。本章節主要說明第 2 類異常者之檢測（雙眼視仍然存在）。

本章節所涵蓋測試包括：

1. 使用遮蓋測試進行分離斜位測量。

2. 使用 von Graefe 進行分離斜位測量。

3. 使用 Maddox Rod 進行分離斜位測量。

4. 使用 Maddox Wing 進行分離斜位測量。

斜位位置 (Phoria Position) 爲兩眼融像被阻斷時，呈現的視軸／眼位偏移（改變）。許多方法能夠分離雙眼：

1. 使用遮蓋法（例如遮蓋測試及 Maddox Wing 用於分開兩眼分別看不同視標時）。

2. 使用大量稜鏡（例如 von Graefe）。

3. 使用 Maddox Rod。

4. 使用一眼前紅色濾片，另一眼放綠色濾片，並同時看紅綠視標。

5. 使用交叉偏光濾片及偏光視標。

6. 使用立體鏡。

本章節學習宗旨

1. 準備及引導患者進行水平及垂直斜位測量。

2. 精準測得患者遠距離及近距離水平及垂直斜位。

7.1 分離斜位測量：遮蓋測試 (Dissociated Phoria Measurement Using the Cover Tests)

簡介 (Introduction)

單眼及交替遮蓋測試已於前述章節討論過。此項檢測患者需配戴自己的矯正工具，若在單眼遮蓋測試時發現患者有分離斜位，則會在交替遮蓋測試時使用稜鏡測量其分離量。若患者有垂直斜位或斜視，則會使用 Base Up (BU) 或 Base Down (BD) 之稜鏡來測量。若患者同時有水平及垂直斜位或斜視，則先測量患者垂直斜位，再將測得之稜鏡量放在患者眼前，最後再測量水平斜位量（先處理垂直才處理水平）。

一、設備 (Equipment)

1. 遠用視力表 (Distance chart)。

2. 近用視力表 (Near point visual acuity chart) 或其他近用視標。

3. 遮眼棒 (Occluder)。

4. 筆燈。

二、步驟 (Procedure)

驗光師可透過交替遮蓋測試，測量出患者之客觀斜位角度，而主觀斜位角度則可透過反覆的交替遮蓋測試及詢問患者在交替遮蓋時視標移動方向來測得。此測試又稱 Phi (apparent movement) test 或 Duane's Parallax test。

1. 詢問患者當遮眼棒由一眼移動至另一眼時，視標是否有移動。
2. 若患者回答有，再詢問患者視標移動的方向是與遮眼棒移動的方向相同或是相反。
3. 若同方向運動，則爲外斜位 (Exophoria)，若往反方向移動，則爲內斜位 (Esophoria)。

📖 參考文獻 (References)

• Anstice, N., Backhouse, S., Calderwood, M., Colón, Y., Jacob, R., Misra, S., & Phillips, J. R. (2014). *Optometry: Manual, 12th Ed, School of Optometry & Vision Science*. The University of Auckland.

• Kurtz, D., Heath, D. A., Hines, C., & Flom, R. (2004). *Clinical procedures for ocular examination* (Vol. 3). New York: McGraw-Hill.

記　錄

日期：

Working（檢查過程敘述）：

日期：

Working（檢查過程敘述）：

日期：

Working（檢查過程敘述）：

日期：

Working（檢查過程敘述）：

7.2 分離斜位測量：von Graefe 水平 / 垂直 (Dissociated Lateral/Vertical Phoria by von Graefe Technique)

簡介 (Introduction)

評估患者在雙眼無融像的情形下，視軸 (Visual Axes) 與所注視物相對之水平 / 垂直位置。此檢測是在患者眼前放置大量分離稜鏡 (Dissociating Prism) 以致無法融像，並在另一眼放置測量稜鏡 (Measuring Prism)。檢測方式可分為：

1. 遠距離水平 / 垂直斜位評估 (Distance Lateral/Vertical Phoria by von Graefe Technique, DLP/DVP)。DLP 及 DVP 用於評估患者看遠方物體時，且於雙眼無融像情形下，視軸 (Visual Axes) 與注視物相對之水平 / 垂直位置。

2. 近距離水平 / 垂直斜位評估 (Near Lateral/Vertical Phoria by von Graefe Technique, NLP/NVP)。NLP 及 NVP 用於評估患者在近距離閱讀時，且雙眼無融像情形下，視軸 (Visual Axes) 與注視物相對之水平 / 垂直位置。

當測量水平斜位時，在其中一眼加入分離稜鏡 6Δ 以上的稜鏡量，基底位置為 Base Up (BU) 或 Base Down (BD)。在測量垂直斜位時，在其中一眼放上分離稜鏡約 12Δ 至 15Δ 的稜鏡量，基底位置為 Base In (BI)。

　　註：以下討論解說使用 7Δ 基底朝上 (Base Up, BU) 放置於左眼前，15Δ 的稜鏡量放置於右眼為例。

一、遠距離水平斜位評估 (Distance Lateral Phoria by von Graefe Technique, DLP)

1. 設備 (Equipment)

⑴ 綜合驗光儀 (Phoropter)。

⑵ 遠距離視標，可顯示單獨一個字。

2. 設置 (Set-Up)

⑴ 將綜合驗光儀調整至患者最佳矯正度數或慣用度數及瞳距(PD)。

⑵ 將視標調整爲患者視力較差之眼所能夠讀到最好視力的該行或單一視標。

⑶ 將綜合驗光儀上稜鏡調整盤放置於患者雙眼前。請患者先閉上雙眼，將右眼稜鏡調整至 15Δ 基底朝內 (Base In, BI) 及左眼 7Δ 基底朝上 (Base Up, BU)，15ΔBI 爲測量 DLP 之起點，而 7ΔBU 用於分離視標影像。

⑷ 光線 (Ambient illumination)：昏暗 (Dim light)。

（一）對齊測試法 (Alignment Method)

1. 請患者張開雙眼並說出所看到之視標影像：一共有幾個視標及其視標位置。患者應該要看到兩個視標，分別位於右上方及左下方。

2. 若患者僅能看到一個影像，則檢查是否有一眼被遮住或交替遮蓋雙眼了解其影像位置。

3. 若患者看到兩個影像，分別位於左上方及右下方，則增加右眼 BI 的稜鏡量，直到影像變成右上及左下。

4. 請患者注視左下方視標，並告訴患者您會移動右上方之視標，當兩個視標位置在同一垂直線時請馬上告知。在檢查期間，患者需持續注視左下方視標，並感覺右上方視標之移動。

5. 您緩慢轉動右眼稜鏡，往 Base Out 方向以每秒約減少 2Δ 的速度，直到患者告知視標在同一垂直線上，記下此時稜鏡刻度。

6. 重複步驟 4 至 5 數次並平均其數據。

7. 患者斜位量決定於右眼前的稜鏡量，若測得結果爲 2ΔBI，則患者斜位量爲 2Δ 外斜位 (Exophoria)，若結果爲 3ΔBO，則患者爲 3Δ 內斜位 (Esophoria)。

（二）快閃測試法 (Flash Method)

1. 請患者張開雙眼並說出所看到之視標影像：一共有幾個視標及其視標位置。患者應該要看到兩個視標，同樣分別位於右上方及左下方。

2. 使用遮眼棒遮住患者右眼，同時將 BI 稜鏡調至 10Δ。

3. 此時將遮眼棒移除，詢問患者上方的視標位於下方的左方還是右方。

4. 若患者說在右方，則再次遮住右眼並將稜鏡調至 5Δ。此時再次移除遮眼棒並詢問患者視標位置。

5. 持續跳 5Δ 直至患者答視標位於左方。

6. 此時將稜鏡往回轉，且每次稜鏡量都減少一點，直到患者答說兩視標位於同一直線上。

雖然此方法較爲麻煩，但優點爲患者不易發生融像問題。

（三）交替法 (Alternated Method)

若患者使用稜鏡分離視標時無法成功造成複視，其原因可能是單眼抑制或主力眼 (Dominant eye) 能力太強之問題，即可參考使用此方法。

1. 使用遮眼棒不停交替遮蓋患者之左右眼，因此患者一次僅看到一個影像。

2. 此時將 BI 稜鏡調至 10Δ ，詢問患者上方的視標位於下方的左方還是右方（仍不停交替）。

3. 若患者說在右方，則將稜鏡調至 5Δ 且再次交替遮眼棒，並詢問患者視標位置。

4. 每次跳 5Δ 且不停交替遮蓋直至患者答「視標位於左方」。

5. 此時將稜鏡往回轉且每次稜鏡量都減少一點，直到患者答說兩視標位於同一直線上。

二、遠距離垂直斜位評估 (Distance Vertical Phoria by von Graefe Technique, DLP)

1. 設備 (Equipment)

   ⑴ 綜合驗光儀 (Phoropter)。

   ⑵ 遠距離視標，可顯示單獨一個字。

2. 設置 (Set-Up)

   ⑴ 將綜合驗光儀調整至患者最佳矯正度數或慣用度數及瞳距(PD)。

   ⑵ 將視標調整為患者視力較差之眼所能夠讀到最好視力的該行或單一視標。

   ⑶ 將綜合驗光儀上稜鏡調整盤放置於患者雙眼前。請患者先閉上雙眼，將右眼稜鏡調整至 15Δ 基底朝內 (Base In, BI)，左眼 7Δ 基底朝上 (Base Up, BU)。7ΔBU 為測量 DVP 之起點，15ΔBI 為分離視標影像使用。

   ⑷ 光線 (Ambient illumination)：昏暗 (Dim light)。

3. 步驟 (Procedure)

垂直斜位測量通常使用對齊測試法即可：

   ⑴ 請患者張開雙眼並說出所看到之視標影像：一共有幾個視標及視標位置。患者應可看到兩個視標，分別位於右上方及左下方。

⑵若患者僅能看到一個影像，則檢查是否有一眼被遮住或使用交替遮蓋雙眼了解其影像位置。

⑶若患者可以看到兩個影像但分別位於左上方及右下方，則增加右眼 BI 的稜鏡量，直到影像變成右上及左下。

⑷請患者注視右上方視標並告訴患者您會移動左下方之視標，當兩個視標位置在同一水平線時請馬上告知。在檢查期間請患者需持續注視右上方視標，並感覺左下方視標之移動。

⑸此時緩慢轉動左眼稜鏡，往 Base Down 方向以每秒約 1Δ 速度轉動，直到患者告知您視標已在同一水平線上，記下此時稜鏡刻度。

⑹重複步驟 4 至 5 數次並平均其數據。

⑺患者左眼所測得的基底方向以及稜鏡量則為患者垂直斜位的量及方向，例如 2ΔBDL 為 2Δ 左眼上斜位。由於 1ΔBUL 為 1Δ 左眼下斜位，同時亦等於 1Δ 右眼上斜位，除了記錄所測得的基底方向及稜鏡量以外，還必須註明是哪一眼。

三、近距離水平斜位評估 (Near Lateral Phoria by von Graefe Technique, NLP)

1. 設備 (Equipment)

   ⑴綜合驗光儀 (Phoropter)。

   ⑵近視力表及固定桿。

2. 設置 (Set-Up)

   ⑴將綜合驗光儀調整至患者近用之最佳矯正度數或患者慣用度數及瞳孔距離 (PD)。

   ⑵將近用固定桿固定於綜合驗光儀上，並將近用視力表放置於

40cm 處。選擇一個患者較差的眼睛所能夠達到最好視力的那行之單一視標。

⑶ 將綜合驗光儀上的稜鏡調整盤放置於患者雙眼前並請患者先閉上雙眼，將右眼稜鏡調整至 15Δ 基底朝內 (Base In, BI)，左眼 7Δ 基底朝上 (Base Up, BU)，15ΔBI 為測量 NLP 之起點，7ΔBU 用於分離視標影像。

⑷ 光線 (Ambient illumination)：明亮 (Bright light)，最好將燈光照射在視標上，但不刺眼及無反光干擾。

（一）對齊方法 (Alignment Method)

1. 請患者打開雙眼，並說出所看到之視標影像，有幾個視標及視標位置。患者應該要看到兩個視標，分別位於右上方及左下方。

2. 若患者僅能看到一個影像，檢查是否有一眼被遮住，或交替遮雙眼了解其影像位置。

3. 若患者看到兩個影像，分別位於左上方及右下方，則增加左眼 BU 的稜鏡量，直到影像變成右上及左下。

4. 請患者注視左下方視標，並告訴患者您會移動右上方之視標，當兩個視標位置在同一垂直線時請馬上告知，在檢查期間，患者需持續注視左下方視標，並感覺右上方視標之移動。

5. 此時緩慢轉動右眼稜鏡，往 Base Out 方向，約每秒減少 2Δ，直到患者告知您視標在同一垂直線上，記下此時稜鏡刻度。

6. 往同方向繼續增加一點稜鏡並超過患者告知您對齊時的稜鏡量。此時告訴患者，當視標再次對齊時請馬上告知。

7. 再次緩慢地將稜鏡往反方向轉動，直至患者告知視標對齊時停止，此為確認步驟。

注意：檢查時要注意患者是否出現抑制或融像的情形，若患者僅看到一個影像則檢查無法繼續，患者必須隨時保持複視狀態。此測量視標位於 40cm 處，使用患者視力差不多的視標，且特別重要的是患者需保持視標清楚銳利，否則可能會引發調節不足或調節過度，影響檢查結果。

（二）快閃測試法 (Flash Method)

1. 請患者打開雙眼，並說出所看到之視標影像，有幾個視標及視標位置。患者應該要看到兩個視標，分別位於右上方及左下方。
2. 使用遮眼棒遮住患者右眼，同時將 BI 稜鏡調至 10Δ。
3. 此時將遮眼棒移除，詢問患者上方的視標位於下方的左方還是右方。
4. 若患者說在右方，則再次遮住右眼並將稜鏡調至 5Δ。此時再次移除遮眼棒並詢問患者視標位置。
5. 持續跳 5Δ 直至患者答視標位於左方。
6. 此時將稜鏡往回轉，且每次稜鏡量都減少一點，直到患者答說兩視標位於同一直線上。

四、近距離垂直斜位評估 (Near Vertical Phoria by von Graefe Technique, NVP)

1. 設備 (Equipment)
   (1) 綜合驗光儀 (Phoropter)。
   (2) 近用視力表及固定桿。
2. 設置 (Set-Up)
   (1) 在綜合驗光儀調整至患者近用之最佳矯正度數或患者慣用度數及瞳孔距離 (PD)。

⑵ 將近用固定桿固定於綜合驗光儀上，並將近用視力表放置於 40cm 處。選擇一個患者較差的眼睛所能夠達到最好視力的那行之單一視標。

⑶ 將綜合驗光儀上稜鏡調整盤放置於患者雙眼前。請患者先閉上雙眼，先將右眼稜鏡調整至 15Δ 基底朝內 (Base In, BI)，左眼 7Δ 基底朝上 (Base Up, BU)。7ΔBU 為測量 NVP 之起點，15ΔBI 用於分離視標影像。

⑷ 光線 (Ambient illumination)：明亮 (Bright light)，最好將燈光照射在視標上，但不刺眼及無反光干擾。

3. 步驟 (Procedure)

⑴ 請患者打開雙眼，並說出所看到之視標影像，有幾個視標及視標位置。患者應該要看到兩個視標，分別位於右上方及左下方。

⑵ 若患者僅能看到一個影像，檢查是否有一眼被遮住，或交替遮雙眼了解其影像位置。

⑶ 若患者看到兩個影像，分別位於左上方及右下方，則增加右眼 BI 的稜鏡量，直到影像變成右上及左下。

⑷ 請患者注視右上方視標，並告訴患者您會移動左下方之視標，當兩個視標位置在同一水平線時請馬上告知，在檢查期間，患者需持續注視右上方視標，並感覺左下方視標之移動。

⑸ 緩慢轉動左眼稜鏡，往 Base Down 方向，約每秒 1Δ 速度，直到患者告知您視標在同一水平線上，記下此時稜鏡刻度。

⑹ 往同方向繼續增加一點稜鏡並超過患者告知您對齊時的稜鏡量。此時告訴患者，當視標再次對齊時請馬上告知。

⑺ 再次緩慢地將稜鏡往反方向轉動，直至患者告知視標對齊時停止，此為確認步驟。

五、記錄 (Records)

記錄檢測方式，及分離斜位的量。

- 期望值：DLP: 1Δ exo/ DVP: Ortho。
- 期望值：NLP: 3Δ exo/ NVP: Ortho。

參考文獻 (References)

- Anstice, N., Backhouse, S., Calderwood, M., Colón, Y., Jacob, R., Misra, S., & Phillips, J. R. (2014). *Optometry: Manual, 12th Ed, School of Optometry & Vision Science*. The University of Auckland.
- Kurtz, D., Heath, D. A., Hines, C., & Flom, R. (2004). *Clinical procedures for ocular examination* (Vol. 3). New York: McGraw-Hill.

記　錄

日　期：

Working（檢查過程敘述）：

日期：

Working（檢查過程敘述）：

7.3 分離斜位測量：馬篤式鏡 (Dissociated Phoria Measurement Using The Maddox Rod)

簡介 (Introduction)

馬篤式鏡 (Maddox Rod) 是由一系列柱狀鏡片所組成，能夠將光點變成直線或條紋。在馬篤式鏡測量斜位量時，馬篤式鏡作用爲分離雙眼，而稜鏡棒 (Prism Bar) 用於測量斜位量，患者一個眼睛會看到一亮點，另一眼睛則會看到條紋線條。此方法之缺點爲光點及條紋影像無法達到良好的調節控制，若條紋有顏色，則調節力會因患者注視在光點或線條而有所不同。

➢ 設備 (Equipment)

1. 馬篤式鏡 (Maddox Rod)。
2. 稜鏡棒 (Prism Bar)。
3. 筆燈。

➢ 設置 (Set-Up)

1. 將綜合驗光儀調整至患者最佳矯正度數或慣用度數及瞳孔距離 (PD)。
2. 筆燈光線朝向患者，遠距離測量時距離爲 6m，近距離測量時爲 40cm。
3. 光線 (Ambient illumination)：昏暗 (Dim light)。

一、水平斜位測量 (Horizontal Phoria)

1. 將馬篤式鏡置於患者左眼前，柱狀方向爲水平方向，因此患者會看到直線光。此時也在右眼前放置 15ΔBI 稜鏡棒。

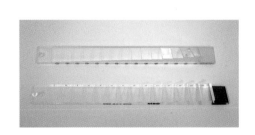

稜鏡棒

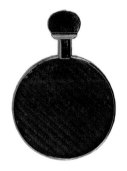

馬篤式鏡

2. 詢問患者是否有看到一條直線及一個光點，並詢問直線在光點的哪邊。

3. 若答案是左邊，緩慢降低右眼 BI 的稜鏡量。若直線位於光點右方，則緩慢增加 BI 稜鏡量，直至患者告知光點在線上。

4. 當對齊後，記錄所測量之稜鏡量及稜鏡位置。

提醒：BI 稜鏡表示外斜位 (Exophoria)，BO 稜鏡則表示內斜位 (Esophoria)。

二、垂直斜位測量 (Vertical Phoria)

1. 將馬篤式鏡置於患者左眼前，柱狀方向為垂直方向，因此患者會看到橫線光，此時在右眼前放置一 6 至 7ΔBU 稜鏡棒。

2. 詢問患者是否有看到一橫線及一個光點，並詢問橫線是在光點的上方還是下方。

3. 若答案是橫線在光點的上方，則緩慢降低右眼 BU 的稜鏡量。若患者告知橫線在光點的下方，則緩慢增加 BU 的稜鏡量，直至患者告知光點在橫線上。

4. 當對齊後，記錄所測量之稜鏡量及位置。

5. 遠距離水平及垂直方向接測完後，換至 40cm 做近距離測量。

三、旋轉斜位 (Cyclo-Phoria)

1. 將雙眼前各放置一片馬篤式鏡，且柱狀呈 90 度垂直，因此患者會看到橫線。
2. 放入 6Δ（BU 或 BD）在其中一眼前方，此時會出現兩條水平橫線。若此兩條橫線無相互平行，則轉動右眼的馬篤式鏡直至兩線平行。
3. 若有轉動鏡片，則需記錄患者有旋轉斜位。

四、記錄 (Record)

將所測得之稜鏡量及方向記錄之。

1. MR：4Δ BI。
2. MR：4ΔExophoria。
3. MR：2Δ BDL。
4. MR：2Δ left hyperphoria。

參考文獻 (References)

- Anstice, N., Backhouse, S., Calderwood, M., Colón, Y., Jacob, R., Misra, S., & Phillips, J. R. (2014). *Optometry: Manual, 12th Ed, School of Optometry & Vision Science*. The University of Auckland.
- Kurtz, D., Heath, D. A., Hines, C., & Flom, R. (2004). *Clinical procedures for ocular examination* (Vol. 3). New York: McGraw-Hill.

記　錄

日期：

Working（檢查過程敘述）：

日期：

Working（檢查過程敘述）：

日　期：

Working（檢查過程敘述）：

日　期：

Working（檢查過程敘述）：

7.4 分離斜位測量：馬篤式翼 (Dissociated Phoria Measurement Using The Maddox Wing Test)

簡介 (Introduction)

馬篤式翼 (Maddox Wing) 是用於測量近距離 (30cm) 的分離斜位，其中間有一隔板讓左右眼分離無法融像。在測量斜位量時，請患者分別看白色和紅色箭頭並告知其箭頭指向的數字。

➢ 設備 (Equipment)

馬篤式翼 (Maddox Wing)。

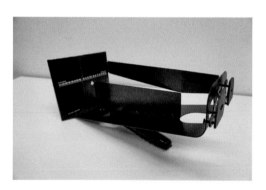

馬篤式翼 (Maddox Wing)

➢ 設置 (Set-Up)

1. 將患者近距離矯正度數或慣用度數放入馬篤式翼檢視孔前的鏡片插槽。

2. 請患者用手握住馬篤式翼的握把，並將它稍微向後傾斜。

3. 請患者從兩個眼睛檢視孔看入，此時會看見白色和紅色刻度及箭頭。

一、水平斜位測量 (Horizontal Phoria)

1. 引導患者看白色水平的一排數字，請患者注意看白色數字並保持視標清晰。
2. 此時詢問患者白色箭頭所向指的數字。偶數代表外斜位 (Exophoria)，奇數代表內斜位 (Esophoria)。若患者說「4」，驗光師必須確認患者不是看到 5 跟 3 之間的點。

二、垂直斜位測量 (Vertical Phoria)

1. 引導患者看紅色垂直的數字，請患者注意看紅色數字並保持視標清晰。
2. 詢問患者紅色箭頭所指的紅色數字為何。偶數代表左眼上斜位 (Left Hyperphoria)，奇數代表右眼上斜位 (Right Hyperphoria)。
3. 再次確認患者所表示的數字並非兩數字中間值。

三、旋轉斜位 (Cyclo-Phoria)

詢問患者所看到可動的箭頭方向為歪斜或是完全水平，若為歪斜者，請患者將箭頭轉成完全水平並記錄結果。

四、記錄 (Record)

將所測得之稜鏡量及方向記錄之。

- MW：4Δ BI。
- MW：4ΔExophoria。
- MR：2Δ BDL。
- MR：2Δ left hyperphoria。

📖 參考文獻 (References)

- Anstice, N., Backhouse, S., Calderwood, M., Colón, Y., Jacob, R., Misra, S., & Phillips, J. R. (2014). *Optometry: Manual, 12th Ed, School of Optometry & Vision Science*. The University of Auckland.

- Birnbaum, M. (1993). *Optometric management of nearpoint vision disorders*. Boris IM. Clinical Refraction.

- Cline, D., Hofstetter, H. W., & Griffin, J. R. (Eds.). (1997). *Dictionary of visual science*. Butterworth-Heinemann.

- Edwards, K. N., & Llewellyn, R. D. (Eds.). (1988). *Optometry*. Butterworths.

- Griffin, J. R., & Grisham, J. D. (2002). *Binocular anomalies: Diagnosis and vision therapy*. Butterworth-Heinemann Medical.

- Grosvenor, T., & Grosvenor, T. P. (2007). *Primary care optometry*. Elsevier Health Sciences.

- Wallis, N. E. (1966). Graphical analysis of accommodation-convergence relationships. *The British Journal of Physiological Optics, 23*(4), 232.

記　錄

方法	遠距離		近距離	
	水平斜位	垂直斜位	水平斜位	垂直斜位
交替遮蓋測試				
von Graefe（對齊方法）				
von Graefe（快閃方法）				
馬篤式鏡				
馬篤式翼				

方法	遠距離		近距離	
	水平斜位	垂直斜位	水平斜位	垂直斜位
交替遮蓋測試				
von Graefe（對齊方法）				
von Graefe（快閃方法）				
馬篤式鏡				
馬篤式翼				

方法	遠距離		近距離	
	水平斜位	垂直斜位	水平斜位	垂直斜位
交替遮蓋測試				
von Graefe（對齊方法）				
von Graefe（快閃方法）				
馬篤式鏡				
馬篤式翼				

方法	遠距離		近距離	
	水平斜位	垂直斜位	水平斜位	垂直斜位
交替遮蓋測試				
von Graefe（對齊方法）				
von Graefe（快閃方法）				
馬篤式鏡				
馬篤式翼				

方法	遠距離		近距離	
	水平斜位	垂直斜位	水平斜位	垂直斜位
交替遮蓋測試				
von Graefe（對齊方法）				
von Graefe（快閃方法）				
馬篤式鏡				
馬篤式翼				

方法	遠距離		近距離	
	水平斜位	垂直斜位	水平斜位	垂直斜位
交替遮蓋測試				
von Graefe（對齊方法）				
von Graefe（快閃方法）				
馬篤式鏡				
馬篤式翼				

方法	遠距離		近距離	
	水平斜位	垂直斜位	水平斜位	垂直斜位
交替遮蓋測試				
von Graefe（對齊方法）				
von Graefe（快閃方法）				
馬篤式鏡				
馬篤式翼				

方法	遠距離		近距離	
	水平斜位	垂直斜位	水平斜位	垂直斜位
交替遮蓋測試				
von Graefe（對齊方法）				
von Graefe（快閃方法）				
馬篤式鏡				
馬篤式翼				

7.5 融像斜位及注視偏移檢查 (Associated Phorias and Fixation Disparity)

簡介 (Introduction)

融像斜位 (Associated Phoria) 之測量是分離左眼與右眼之黃斑中心窩或黃斑中心正旁邊之視線，但仍保留有很強的周邊視野或（與）中央可融像視標的存在，使得雙眼仍有周邊或中央可融像視標作為融像的依據，此融像連結稱為黃斑中心融像連結 (Foveal Fusion Lock)。在此情況下可能會出現微量聚合不足或聚合過度，此較低或較高的聚合稱為注視偏移 (Fixation Disparity)。

注視偏移 (Fixation Disparity)—在融像條件下仍有少許的注視偏差，可使用融像斜位測試來檢測，並了解需要使用多少稜鏡量來移除此注視偏移。注視偏移的偏差是以弧分 (Minutes of Arc) 為測量單位，可用 Sheedy Disparometer 儀器來測量。

英國的 Ronald Mallett 為第一位發明臨床測試融像斜位儀器的人，稱為「Mallett Boxes」。其他測量融像斜位的測試包括 American Optical Vectograph slide 及 Borish 近點卡。

遠用或近用的 Mallett unit (Box) 檢測時需搭配偏光濾片使用。兩種 Mallett Boxes 皆有黃斑中心融像連結 Foveal Fusion Lock（OXO 字樣）及周邊融像連結 (Peripheral Fusion Lock)。

遠距離之 Mallett unit 設計包括內建照明，雙眼皆可看到之 OXO 字母構成黃斑中心窩融合連結。兩條紅色線條分別在 X 的上方及下方（亦可轉成左方及右方），在配戴偏光濾片後，一眼可看到上方紅線，而另一眼則看見下方紅線。OXO 視標周圍部分則為 Peripheral Fusion Lock。

近距離之 Mallett unit 之水平及垂直融像斜位視標是分開的（一個在

左一個在右）。其中水平測量爲 X 上下方各有一條綠線（左右眼各看到一個），而垂直測量綠線在 X 左、右兩方。視標外圍有一段文字包圍著，以控制患者之調節力及提供 Peripheral Fusion Lock。

本章節學習宗旨

1. 水平及垂直融像斜位測試的設置及引導患者進行檢測。

2. 精準測量遠、近距離之融像斜位。

3. 測量近距離注視偏移及中和所需之稜鏡量。

➢ 設備 (Equipment)

1. 試鏡片及試鏡架 (Trial Lenses and Trial Frame)。

2. 遮眼棒 (Occluder)。

3. 稜鏡棒 (Prism Bar)。

4. Mallett Associated Phoria Test (Disatnce Unit and Near Unit)。

5. Sheedy Disparometer。

6. 綜合驗光儀 (Phoropter)。

7. 近用桿及近用視力卡 (Near Point Rod and Card)。

➢ 設置 (Set-Up)

請患者配戴最佳矯正度數或患者所習慣之度數及瞳孔距離 (PD)。

一、遠距離水平融像斜位 (Horizontal Associated Phoria at Distance)

1. 將儀器設置爲紅線位於 X 的上、下方。

2. 請患者配戴偏光濾片，專注看 X 視標，並確認紅線位於 X 的上、下兩方。若患者無法看到兩條紅線嘗試交替遮蓋雙眼，先確認單眼情形下患者能夠看到紅色線條，然後再次確認雙眼是否能夠看到上、下兩條紅線。

※ 注意：在立體視所使用之偏光濾片角度爲 45 度及 135 度，而此

　　　　檢測所使用之偏光濾片爲 90 度及 180 度，因此請勿混淆
　　　　或使用錯誤角度之偏光濾片。

3. 詢問患者上、下兩方的紅線是否有對齊。請患者務必仔細觀察兩條
　　紅線是否有對齊，因爲無論位移情形有多大，在此檢查中，兩條紅
　　線最大的分離也僅僅爲 5 至 15 Minutes of Arc。

4. 若無任何位移，則患者無注視偏移，所以也無融像斜位偏移問題。
　　⑴ 若上方紅線（左眼）在下方紅線的右方（交叉複視），此患者爲
　　　　外融像斜位 (Exo Associated Phoria)。
　　⑵ 若上方紅線（左眼）在下方紅線的左方（未交叉複視），此患者
　　　　爲內融像斜位 (Eso Associated Phoria)。

5. 測量融像斜位偏移時，以一次增加 1ΔBI（外斜位）或 BO（內斜位）
　　放置患者眼前，直至患者告知兩條紅線對齊。所測得之最少稜鏡量
　　即爲水平融像斜位偏移量。

6. 當患者告知紅線已對齊後，繼續增加稜鏡並請患者持續保持兩線的
　　對齊。此額外所增加的稜鏡量稱爲「零融像斜位區」(Zone of Zero
　　Associated Phoria, ZZAP)。

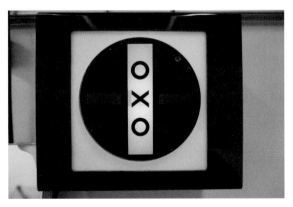

遠距離 Mallett unit

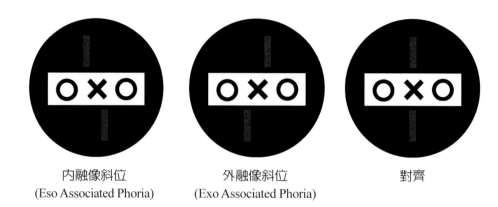

內融像斜位
(Eso Associated Phoria)

外融像斜位
(Exo Associated Phoria)

對齊

二、遠距離垂直融像斜位 (Vertical Associated Phoria at Distance)

1. 將儀器旋轉至紅線位於 X 左、右方。

2. 詢問患者在 X 左、右兩邊的紅線是否有對齊或其中一條線高於另一條。

3. 若線條無對齊，則每次增加 1/2Δ 放於其中一眼直至兩條線對齊，所測得之最少稜鏡量即爲垂直融像斜位量。

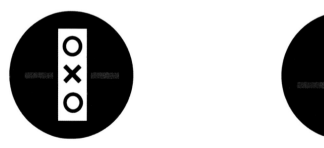

垂直融像斜位 (Vertical Associated Phoria)

三、近距離水平融像斜位 (Horizontal Associated Phoria at Near)

1. 請患者手持儀器在離眼睛約 35cm 處。引導患者注視近用 Mallet unit 的水平融像斜位測量區（綠色線條在 X 的上、下兩方）。

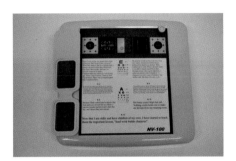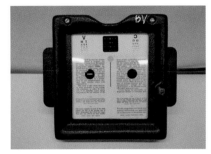

近距離 Mallet unit

2. 步驟與遠距離測量相同。請患者戴上偏光濾片並注視 X，仔細觀察上、下兩方的綠線是否有對齊。若無對齊者，以每次 1ΔBI 或 BO 稜鏡增加，直至兩線條對齊。所測得之最少稜鏡量即為水平融像斜位量。
3. 若為內融像斜位，可用「正」度數鏡片取代稜鏡，每次增加 +0.25D 鏡片，直至線條對齊。

四、近距離垂直融像斜位 (Vertical Associated Phoria at Near)

1. 引導患者注視近用 Mallet unit 的垂直融像斜位測量區（綠色線條在 X 的左、右兩方）。
2. 步驟與上述之遠距離垂直融像斜位測量相同。詢問患者在 X 左、右兩邊的綠線是否對齊或其中一條線高於另一條。
3. 若線條無對齊，則以每次增加 1/2Δ 放於其中一眼，直至兩條線對

齊。所測得之最少稜鏡量即爲垂直融像斜位。

五、注視偏移 (Fixation Disparity)

1. 將 Sheedy Disparometer 架設在綜合驗光儀近用桿上 40cm 處。將燈光照射儀器之光線引入處後放照射。

2. 請患者配戴偏光眼鏡，一眼偏光鏡片角度 45 度，另一眼爲 135 度，讓左眼看到上方亮起的線條。

3. 在綜合驗光儀或試鏡架放入患者之最佳矯正度數，但先不放置任何稜鏡鏡片。

4. 確定左眼看到視標上方的線。

5. 詢問患者上、下方的線條是否有對齊，若無對齊則請患者轉動視標直至視標對齊爲止。

6. 測量患者在 40cm 處的「水平及垂直注視偏移」。

7. 記錄測量結果。測量單位爲弧分 (Minutes of Arc)。

參考文獻 (References)

- Anstice, N., Backhouse, S., Calderwood, M., Colón, Y., Jacob, R., Misra, S., & Phillips, J. R. (2014). *Optometry: Manual, 12th Ed, School of Optometry & Vision Science*. The University of Auckland.

- Kurtz, D., Heath, D. A., Hines, C., & Flom, R. (2004). *Clinical procedures for ocular examination* (Vol. 3). New York: McGraw-Hill.

記　錄

方式	遠距離		近距離	
	水平斜位	垂直斜位	水平斜位	垂直斜位
交替遮蓋測試				
von Graefe（對齊方法）				
von Graefe（快閃方法）				
馬篤式鏡				
馬篤式翼				
Mallett Box				
Sheedy Disparometer				

方式	遠距離		近距離	
	水平斜位	垂直斜位	水平斜位	垂直斜位
交替遮蓋測試				
von Graefe（對齊方法）				
von Graefe（快閃方法）				
馬篤式鏡				
馬篤式翼				
Mallett Box				
Sheedy Disparometer				

方式	遠距離		近距離	
	水平斜位	垂直斜位	水平斜位	垂直斜位
交替遮蓋測試				
von Graefe（對齊方法）				
von Graefe（快閃方法）				
馬篤式鏡				
馬篤式翼				
Mallett Box				
Sheedy Disparometer				

方式	遠距離		近距離	
	水平斜位	垂直斜位	水平斜位	垂直斜位
交替遮蓋測試				
von Graefe（對齊方法）				
von Graefe（快閃方法）				
馬篤式鏡				
馬篤式翼				
Mallett Box				
Sheedy Disparometer				

方式	遠距離		近距離	
	水平斜位	垂直斜位	水平斜位	垂直斜位
交替遮蓋測試				
von Graefe（對齊方法）				
von Graefe（快閃方法）				
馬篤式鏡				
馬篤式翼				
Mallett Box				
Sheedy Disparometer				

方式	遠距離		近距離	
	水平斜位	垂直斜位	水平斜位	垂直斜位
交替遮蓋測試				
von Graefe（對齊方法）				
von Graefe（快閃方法）				
馬篤式鏡				
馬篤式翼				
Mallett Box				
Sheedy Disparometer				

7.6 融像聚散存量 (Fusional Vergence Reserve)

簡介 (Introduction)

融像聚散能力檢查用於評估患者的融像能力及雙眼保持融像的幅度存量。利用增加稜鏡量誘導視網膜影像差異，使患者引發聚散 (Vergence) 系統來做補償。此檢查分爲遠距離水平／垂直聚散存量 (Horizontal/Vertical Vergence Reserve at Distance) 及近距離水平／垂直聚散存量 (Horizontal/Vertical Vergence Reserve at Near)。

水平融像聚散存量又分爲負相對聚合 (Negative Relative Convergence, NRC) 及正相對聚合 (Positive Relative Convergence, PRC)。

本章節學習宗旨

1. 精準測量遠距離、近距離之水平及垂直聚散存量。

2. 測量融像聚散存量。

一、遠距離水平融像聚散存量 (Horizontal Fusional Vergence Reserve at Distance)

當進行水平聚散能力檢測時，驗光帥需要測量及記錄 3 個點：

* 模糊點 (Blur Point)：當患者的聚散存量已無法再調節來補償稜鏡所造成之視網膜影像偏移，且同時穩住不讓眼睛的調節力改變。

* 破裂點 (Break Point)：當患者用盡所有的水平聚散存量仍然無法維持單一影像時，則會出現兩個影像。

* 回復點 (Recovery Point)：在稜鏡量慢慢降低的過程，使視網膜影像偏移減少至患者聚散存量可調節的範圍內，此時影像能再回復成爲單一影像。

1. 設備 (Equipment)

⑴綜合驗光儀 (Phoropter)。

⑵遠距離視標，可顯示單獨一個字或一直排視標。

2. 設置 (Set-Up)

⑴綜合驗光儀調整至患者最佳矯正度數或慣用度數及瞳孔距離 (PD)。

⑵將視標調整至患者較差眼睛所能夠達到的最佳視力上一行單一視標或一直排視標。

⑶將綜合驗光儀上稜鏡調整盤放置於患者雙眼前，雙眼前的稜鏡調整至刻度「0」，且放置於水平稜鏡位置 (Base In and Base Out)。

⑷光線 (Ambient illumination)：昏暗 (Dim light)。

3. 步驟 (Procedure)

⑴患者張開雙眼並注視前方視標，此時詢問患者是否能看到一個清楚的視標。若患者看到兩個視標，則記錄「Diplopia」。

⑵請患者持續注視該視標並保持清晰。告訴患者當檢查過程中如果視標出現模糊或變成兩個請馬上告知。此模糊必須是持續性模糊且無法調節清楚才算。

⑶用雙手分別放在綜合驗光儀之左、右眼稜鏡量調整轉盤上，加入稜鏡度時盡量讓左、右眼的量及加入速度一致，以避免雙眼模糊不對稱的問題。先進行 Base In 方向檢測，以每秒約 1Δ 的速度進行，直至患者告知您視標變模糊及視標變兩個了，並心裡記下其模糊點 (Blur Point) 及破裂點 (Break Point) 的稜鏡量（稜鏡量為左、右眼加起來的總量）。

⑷當患者看到視標變成兩個後，用雙手緩慢地將稜鏡往回退，並

告訴患者當視標恢復成一個的時候請立即告知。當視標恢復成一個的時候記錄回復點 (Recovery Point) 的稜鏡量。

⑸ 將稜鏡快速歸 0，並記錄下模糊點、破裂點及回復點的稜鏡量，並重複測量一次。

⑹ Base In 測量結束後，換測量 Base Out 方向之聚散能力。重複步驟 2 至 5，並記錄結果。

⑺ 放置 Base In 稜鏡時是測量負相對聚合 (Negative Relative Convergence, NRC)。

放置 Base Out 稜鏡時是測量正相對聚合 (Positive Relative Convergence, PRC)。

※ 注意：

- 請先測量 Base In 稜鏡後才測量 Base Out。因為 Base Out 會刺激眼睛調節及聚合而影響後續檢測結果。

- 在測量遠距離負相對聚合 (NRC, Base In) 時，由於測量距離為 6m，所以眼睛調節已趨近於零，因而沒有模糊點。若患者表示有模糊點，即可能患者使用之遠用度數過於負 (Over-minus)。

二、遠距離垂直融像聚散存量 (Vertical Fusional Vergence Reserve at Distance)

遠距離垂直融像聚散存量測試 (Vertical Fusional Vergence Reserve at Distance) 通常會在已被測量出有垂直融像斜位 (Vertical Associated Phoria) 的患者來進行檢測。測量垂直融像聚散存量僅需要用一個稜鏡。

當進行垂直融像聚散能力檢查時，驗光師需要測量及記錄 2 個點：

- 破裂點 (Break Point)：當患者用盡所有的垂直聚散存量仍然無法維持單一影像時，則會出現兩個影像。

- 回復點 (Recovery Point)：在稜鏡量慢慢降低的過程，使視網膜影像偏移減少至患者聚散存量可調節的範圍內，此時影像能再回復成為單一影像。

垂直聚散存量並無模糊點，因為眼睛在垂直移動時調節力不會改變。

1. 設備 (Equipment)

⑴ 綜合驗光儀 (Phoropter)。

⑵ 遠距離視標，可顯示單獨一個字或一橫排視標。

2. 設置 (Set-Up)

⑴ 將綜合驗光儀調整至患者最佳矯正度數或患者慣用度數及瞳距 (PD)。

⑵ 視標調整至患者較差的眼睛所能夠達到的最佳視力上一行或單一視標。

⑶ 將綜合驗光儀上稜鏡調整盤放置於患者眼前（左眼或右眼）。將稜鏡刻度調整至 0 且放置於垂直稜鏡位置 (Base Up and Base Down)。

⑷ 光線 (Ambient illumination)：昏暗 (Dim light)。

3. 步驟 (Procedure)

⑴ 請患者同時張開雙眼，注視前方視標並保持清晰。

⑵ 告訴患者檢查過程中，當視標變成兩個的時候請馬上告知。

⑶ 先測量右眼，將手放在右眼稜鏡量調整轉盤上往 Base Down 方向移動，約每秒 1Δ 的速度進行，至患者告知您視標變成兩個時，請默記破裂點 (Break Point) 的稜鏡量。

⑷ 此時告訴患者當視標回復成一個的時候請馬上告知。用手緩慢地將稜鏡往回退，直至患者表示視標回復成一個時則記錄回復點 (Recovery Point) 稜鏡量。

⑸ 將稜鏡快速歸 0，記錄破裂點及回復點的稜鏡量，並重複測量一次。

⑹ 測量左眼，重複步驟 2 至 5，並記錄下來。

三、近距離水平融像聚散存量 (Horizontal Fusional Vergence Reserve at Near)

1. 設備 (Equipment)

⑴ 綜合驗光儀 (Phoropter)。

⑵ 近用視力表（一直排）及固定桿。

2. 設置 (Set-Up)

⑴ 將綜合驗光儀調整至患者近用矯正度數及瞳距 (PD)。

⑵ 選用患者較差的眼所能夠達到最佳視力上一行之單一視標或一直排視標。

⑶ 將綜合驗光儀上稜鏡調整盤放置於患者雙眼前，雙眼前的稜鏡調整至刻度 0，且放置於水平稜鏡位置 (Base In and Base Out)。

⑷ 光線 (Ambient illumination)：明亮 (Bright light)，最好將燈光打在視標上，但是不刺眼及無反光干擾。

3. 步驟 (Procedure)

⑴ 患者張開雙眼並注視前方視標，此時詢問患者是否能看到一個清楚的視標。若患者看到兩個視標，則記錄「Diplopia」。

⑵ 請患者持續注視該視標並保持清晰。告訴患者當檢查過程中如果視標出現模糊或變成兩個請馬上告知。此模糊必須是持續性模糊且無法調節清楚才算。

⑶ 用雙手分別放在綜合驗光儀之左、右眼稜鏡量調整轉盤上，加入稜鏡度時盡量讓左、右眼的量及加入速度一致，以免避免雙

眼模糊不對稱的問題。先進行 Base In 方向檢測，以每秒約 1Δ 的速度進行，直至患者告知您視標變模糊了與視標變兩個了，心裡記下其模糊點 (Blur Point) 及破裂點 (Break Point) 的稜鏡量（稜鏡量為左、右眼加起來的總量）。

⑷ 當患者看到視標變成兩個後，用雙手緩慢地將稜鏡往回退，並告訴患者當視標恢復成一個的時候請立即告知。當視標恢復成一個的時候記錄回復點 (Recovery Point) 的稜鏡量。

⑸ 將稜鏡快速歸 0，記錄下模糊點、破裂點及回復點的稜鏡量，並重複測量一次。

⑹ Base In 測量結束後，換測量 Base Out 方向之聚散能力。重複步驟 2 至 5，並記錄結果。

四、近距離垂直融像聚散存量 (Vertical Fusional Vergence Reserve at Near)

1. 設備 (Equipment)

　⑴ 綜合驗光儀 (Phoropter)。

　⑵ 近用視力表及固定桿。

2. 設置 (Set-Up)

　⑴ 將綜合驗光儀調整至患者近用矯正度數及瞳距 (PD)。

　⑵ 選用患者較差的眼睛所能夠達到最佳視力上一行或單一視標。

　⑶ 將綜合驗光儀上稜鏡調整盤放置於患者眼前（左眼或右眼）。將稜鏡刻度調整至「0」且放置於垂直稜鏡位置 (Base Up and Base Down)。

　⑷ 光線 (Ambient illumination)：明亮 (Bright light)，最好將燈光打在視標上，但是不刺眼及無反光干擾。

3. 步驟 (Procedure)

⑴ 請患者同時張開雙眼注視近用視標並保持清晰。

⑵ 告訴患者檢查過程中當視標變成兩個的時候請馬上告知。

⑶ 先測量右眼，將手放在右眼稜鏡量調整轉盤上往 Base Down 方向移動，約每秒 1Δ 的速度進行，至患者告知您視標變兩個時，請默記破裂點 (Break Point) 的稜鏡量。

⑷ 此時告訴患者當視標回復成一個的時候請馬上告知。用手緩慢地將稜鏡往回退，直至患者表示視標回復成一個時，記錄回復點 (Recovery Point) 稜鏡量。

⑸ 將稜鏡快速歸 0，記錄破裂點及回復點的稜鏡量，並重複測量一次。

⑹ 測量左眼，重複步驟 2 至 5，並記錄下來。

五、記錄 (Records)

記錄檢測方式、斜位的方向及稜鏡量。需記錄模糊點（僅水平方向有）、破裂點及回復點。在水平聚散檢查時患者若無模糊點則記錄 X（打叉）。若檢查時有眼睛抑制情形 (Suppression) 亦需記錄。

期望值：

6m	OEP	Morgan (1944)	Saladin and Sheedy (1978)
Phoria	0.5 exophoria	1 exophoria	1 exophoria
Postive Vergence			
Blur	8	9 (4)	15 (7)
Break	19	19 (8)	28 (10)
Recovery	10	10 (4)	20 (11)

6m	OEP	Morgan (1944)	Saladin and Sheedy (1978)
Negative Vergence			
Break	9	7 (3)	8 (3)
Recovery	5	4 (2)	5 (3)

40cm	OEP	Morgan (1944)	Saladin and Sheedy (1978)
Phoria	6 exophoria	3 exophoria	0.5 exophoria
Postive Vergence			
Blur	15	17 (5)	22 (8)
Break	21	21 (6)	30 (12)
Recovery	15	11 (7)	23 (11)
Negative Vergence			
Blur	14	13 (4)	14 (6)
Break	22	21(4)	19 (7)
Recovery	18	13 (5)	13 (6)

Vertical Ranges	Morgan (1944)	Saladin and Sheedy (1978)
Distance	3-4Δ	1.5-2Δ
Near	3-4Δ	1.4-2Δ

7.7 圖表分析 (Graphical Analysis)

本章節學習宗旨

1. 將聚合的刺激（X 軸）及調節的刺激（Y 軸）繪製成一圖表稱 Donder's Diagram，其中亦包含需求線 (Demand Line)。
2. 將結果以正確格式記錄且了解其意義及分析。

一、圖表分析 Graphical Analysis

圖表分析需具備以下檢查數據：

1. 分離斜位 (Dissociated Phoria) 測量。
2. 融像聚散存量測量 (NRC/PRC)。
3. 近點聚合測試 (Near point of convergence, NPC)。
4. 調節幅度 (Amplitude of Accommodation, AoA)。
5. 相對調節評估 (NRA/PRA)。

二、繪製聚散存量圖表：Donder's Diagram (Construct Graphical Representation of Vergence Reserves: the Donder's Diagram)

請根據以下步驟繪製圖表。

1. 使用患者之瞳距 (PD) 計算患者在不同距離所需之調節力（單位：屈光度 D）及聚合力（單位：稜鏡量）。

將所測量之數據在 Donder's Diagram 中繪製出來，並連成一條直線，該線稱為需求線 (Demand Line)。

聚合需求 (Demanded Convergence) ＝ 瞳距 PD(cm)× 調節力 (D)

2. 將水平融像聚散存量數值 (NRC/PRC) 繪製到同一圖表上。使用圓圈表示模糊點 (Blur Points)，正方形表示破裂點 (Break Points) 及使用三角形表示回復點 (Recovery Points)。若測量距離爲 33cm，PD 爲 60mm 者：

   (1) 調節力即可固定爲 3.0D。

   (2) 所測得之稜鏡量扣除維持單一視標所使用之 18Δ (6cm×3D = 18Δ) 聚合需求即爲聚散存量數據。

   (3) PRC (Positive Relative Convergence)：在調節力不變且保持單一影像的情況下，雙眼仍可增加的額外聚合力。使用 BO 稜鏡，測量患者出現影像模糊及破裂點，此時減少稜鏡量使影像恢復單一（回復點）。

   (4) NRC (Negative Relative Convergence)：在調節力不變且保持單一影像的情況下，雙眼仍可增加的額外開散力。使用 BI 稜鏡，測量患者模糊、破裂及回復點。

3. 在圖上繪出所測得之水平斜位量，使用 X 標示斜位測量數據，並將此數據連成一條直線，稱爲斜位線 (Phoria Line)。

4. 在圖上繪出 PRA/NRA 之數據，使用圓圈表示模糊點 (Blur Points)，正方形表示破裂點 (Break Points) 及使用三角形表示回復點 (Recovery Points)。

   (1) PRA (Positive Relative Accommodation)：在內聚力不變且保持單一清晰之影像的情況下，雙眼仍可增加的調節力。當雙眼加入負鏡片來迫使調節力產生，持續增加鏡片至視標持續模糊（第一次持續模糊）即爲測量終點，此負鏡片增加的量即爲 PRA。

   (2) NRA (Negative Relative Accommodation)：在開散力不變且保持單一清晰之影像的情況下，雙眼仍可放鬆之調節力。當雙眼加

入正鏡片迫使調節力放鬆，持續增加正鏡片至視標模糊（第一次持續模糊）即為測量終點，此正鏡片增加的量即為 NRA。

5. 在圖上繪出單一且清晰影像之雙眼視覺區 (Zone of Single Clear Binocular Vision, ZSCBV) 及單一影像之雙眼視覺區 (Zone of Single Binocular Vision, ZSBV)。

(1) 單一且清晰影像之雙眼視覺區 (Zone of Single Clear Binocular Vision, ZSCBV) 由水平融像聚散存量 PRC/NRC 及垂直調節幅度所組成。患者在此區使用雙眼視覺應舒服且無任何不適症狀，而區域範圍應包括需求線。

(2) 單一影像之雙眼視覺區 (Zone of Single Binocular Vision, ZSBV) 之寬度決定於調節刺激下所引發之總融像聚散幅度。融像聚散力包括正融像聚散力 (Positive Fusional Vergence , PFV) 及負融像聚散力 (Negative Fusional Vergence, NFV)，又稱融像聚合存量 (Fusional Reserve Convergence) 及融像開散存量 (Fusional Reserve Divergence)。

三、計算型 AC/A 比值 (Calculated AC/A Ratio)

檢測不同距離之斜位量，並在圖表上標示且連一直線。此直線斜率之倒數即是：當調節力每改變 1D 時其斜位量的改變，此為計算型 AC/A 比值。

四、漸進型 AC/A 比值 (Gradient AC/A Ratio)

在 33cm 之固定距離，雙眼加入 +1.00DS 及 -1.00DS 鏡片並測量各加入鏡片後之分離斜位量。有加入 +1.00DS、-1.00DS 與沒加入鏡片之三個斜位量即可計算出每 1D 眼睛的調節所產生之斜位量，此稱為漸進形 AC/A 比值。在雙眼前加入鏡片來改變調節力以誘導調節聚合力產生，而非使

用距離改變來進行測量，因此漸進型 AC/A 比值結果可能會與計算型 AC/A 比值不同。

參考文獻 (References)

- Anstice, N., Backhouse, S., Calderwood, M., Colón, Y., Jacob, R., Misra, S., & Phillips, J. R. (2014). *Optometry: Manual, 12th Ed, School of Optometry & Vision Science.* The University of Auckland.

- Cline, D., Hofstetter, H. W., & Griffin, J. R. (Eds.). (1997). *Dictionary of visual science.* Butterworth-Heinemann.

- Edwards, K. N., & Llewellyn, R. D. (Eds.). (1988). *Optometry.* Butterworths.

- Griffin, J. R., & Grisham, J. D. (2002). *Binocular anomalies: Diagnosis and vision therapy.* Butterworth-Heinemann Medical.

- Grosvenor, T., & Grosvenor, T. P. (2007). *Primary care optometry.* Elsevier Health Sciences.

- Wallis, N. E. (1966). Graphical analysis of accommodation-convergence relationships. *The British Journal of Physiological Optics, 23*(4), 232.

記　　錄

方法	遠距離	近距離
	模糊點／破裂點／回復點	模糊點／破裂點／回復點
NRC (BI)		
PRC (BO)		
	破裂點／回復點	破裂點／回復點
R Supravergence (BDR)		
L Supravergence (BDL)		
Note:		

方法	遠距離	近距離
	模糊點／破裂點／回復點	模糊點／破裂點／回復點
NRC (BI)		
PCR (BO)		
	破裂點／回復點	破裂點／回復點
R Supravergence (BDR)		
L Supravergence (BDL)		
Note:		

方法	遠距離	近距離
	模糊點／破裂點／回復點	模糊點／破裂點／回復點
NRC (BI)		
PCR (BO)		
	破裂點／回復點	破裂點／回復點
R Supravergence (BDR)		
L Supravergence (BDL)		
Note:		

方法	遠距離	近距離
	模糊點 / 破裂點 / 回復點	模糊點 / 破裂點 / 回復點
NRC (BI)		
PRC (BO)		
	破裂點 / 回復點	破裂點 / 回復點
R Supravergence (BDR)		
L Supravergence (BDL)		
Note:		

方法	遠距離	近距離
	模糊點 / 破裂點 / 回復點	模糊點 / 破裂點 / 回復點
NRC (BI)		
PCR (BO)		
	破裂點 / 回復點	破裂點 / 回復點
R Supravergence (BDR)		
L Supravergence (BDL)		
Note:		

方法	遠距離	近距離
	模糊點 / 破裂點 / 回復點	模糊點 / 破裂點 / 回復點
NRC (BI)		
PCR (BO)		
	破裂點 / 回復點	破裂點 / 回復點
R Supravergence (BDR)		
L Supravergence (BDL)		
Note:		

7.8 立體視覺檢查 (Stereopsis)

立體視覺爲雙眼正常發育之雙眼視力，透過患者對於立體視覺視標融向之能力來檢查患者的深度知覺情形。臨床上立體視覺檢查包括：Frisby Stereo Test、Titmus Stereo Fly、Bernell Stereo Reinder、Titmus Randot Test、TNO Test for Stereoscopic Vision 及 Random Dot Stereo Butterfly。

一、Frisby Stereopsis Test

此測試包括三個透明的塑膠板，各有不同的厚度。每個透明版的四個象限皆有印圓形刺激圖像，會有隨機一個圖像印在塑膠板的後方，其餘三個則是印在塑膠板的前方。

患者的任務是確定哪個象限較其他三個圖遠（或更近的，如果塑膠板拿反）。每個塑膠板圖象印在前方的三個角皆有半圓球，以防板子放在桌上時刮傷測驗圖像。且檢查員可以察覺到印在塑膠板後方的圖像角落無凸起之半圓球。

該測試的優點在於：

1. 輕微深度差異較容易解釋給年輕患者了解。
2. 當患者使用立體圖像濾片時（例如：紅／綠或偏光），雙眼視力不容易被干擾。該測試的缺點是若環境設置不好，即使使用單眼觀察仍可能判斷。

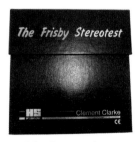

Frisby Stereopsis Test

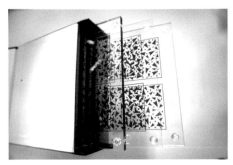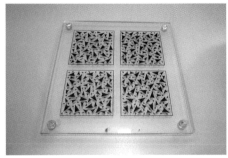

Frisby Stereopsis Test

二、Titmus Stereo Fly

本測驗組成為使用水平分離立體視圖（視標圖案為一體成型而非堆疊而成）及偏光鏡（軸45度及135度），患者配戴此偏光眼鏡以分離影像，所得雙眼視覺結果依據左右分離程度所影響。

此測驗分成4個部分：

1. 測試融合／抑制。此部分需先做檢測，以確保左右兩個圖像存在且無抑制。若此部分失敗，則其餘部分測驗或結果無效。

   若在雙眼情況下及遮住對應眼時，患者能正確讀出右手底部圓形及方形內的字母 (L/R)，則可接下來剩餘部分。

2. 蒼蠅本身。蒼蠅圖的解剖結構部分不同，其所呈現的差異而有所不同。翅膀應看到在平面上，呈現 3000 second of Arc, secs 的差距。須確定年輕患者能看到深度的差異，可以要求患者觸碰翅膀的邊緣，若可看到，則患者的手指將會離開測試本平面幾 cm。若患者有良好的立體感，則可省略此測試。

   注意：為避免某些孩童看到蒼蠅會嚇到，因此在檢測之前先告知孩童此僅為蒼蠅的圖片。

3. Wirt Rings。此系列還有 8 個方塊（1 到 8），每個方塊包含 4 個圓

圈（可以跟孩童說明稱它們爲按鈕），而其中一個圓圈將會凸起來。請患者依序找出每個方塊中凸起來的圈或按鈕。若所有方塊都能正確地辨識出凸起來的圓圈，則記錄「Better than 40 secs」而非40 secs。

4. Animal Pictures。在視標本左頁下方有三排動物，每一排會有其中一個動物在籠子前方或浮出平面，此測試將用於很難理解或執行Wirt ring 測試的孩童。

三、Bernell Stereo Reinder

這個試驗目的與 Stereo Fly 原理相同。您可以考慮讓孩童看馴鹿畫面。測試本有三組試驗：1. 抑制／融合檢查；2. 整體立體視覺檢查（馴鹿）；3. 細部立體視覺試驗。

如同其他立體視覺測試，重要的是要確保雙眼視力是否存在，以及在檢查前確定不存在抑制。此檢測包括兩個抑制檢查，第一種爲一般正方形（包含 R 字）和圓形（包含 L 字）。若患者配戴偏光眼鏡時，左眼看不到L 字但看到 R 字，則偏光鏡片戴在不正確的眼睛。此測驗本左頁包括第二測試，在此試驗中，若眼無抑制且存在融像能力，患者應可同時看到正方形（或框）的 X 和 O，且爲垂直排列。矩形內右邊圓圈應較高而左邊應較深。

此測驗第二部分爲馴鹿。馴鹿一開始看到爲一普通圖像，一段時間後則可觀察到影像出現深度，且會看到一個「眞實」的頭在牆上。

第三部分爲圓圈，其中一些看起來凸起（或深）。此測量與 Stereo Fly 中的 Wirt rings 相似。

四、Titmus Randot Test

此測試之視標由隨機的點所組成（見測驗本右邊上部和下部）。此外，Stereo Fly 的動物測驗到 Wirt rings 測驗用爲 400" 到 20"。

抑制／融像測試爲左頁的 R 和 L 字，患者配戴偏光眼鏡後應可同時看見此兩個字，如果偏光鏡片方向正確，則右眼會看到字。

此測驗圖右邊上方及下方各包含四組，上方的四組，一組無立體視覺差距，其他三組具有 600 secs 的差距，下方四組，一組無立體視覺差距，其他三個爲 300 secs 的差距。

五、TNO Test for Stereoscopic Vision

本測驗使用紅／綠補色技術將左右圖像分離。所有試驗板組裝成爲一本書。板 I 至IV的試驗板，每個測試版差距爲 33 弧分 (Minutes of Arc)，其中包括抑制試驗（板 IV）。

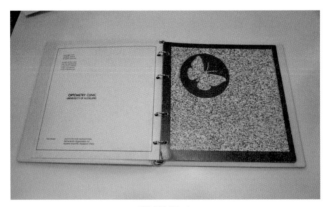

TNO Test

閱讀這本書的介紹，並確保你知道如何實行試驗和解釋結果。

此測驗本爲不同深度之圓點在板 5 至 7。引導孩童指出蛋糕或派缺少部分。當這些測試板放置於 40cm 處會產生 480 secs 至 15 secs 的差距。

Plate V	上兩個	480 seconds
Plate V	下兩個	240 seconds
Plate VI	上兩個	120 seconds
Plate VI	下兩個	60 seconds
Plate VII	上兩個	30 seconds
Plate VII	下兩個	15 seconds

六、Random Dot of Stereo Butterfly

　　Random Dot Stereo Butterfly 立體視覺測量本與 Titmus Stereo Fly 相似，且每種立體視覺檢查方式差異皆不大，以下使用 Random Dot Stereo Butterfly 做示範。

　　1. 設備 (Equipment)

　　　⑴ 檢查使用之偏光眼鏡 (Polaroid glasses)。

　　　⑵ Random Dot Stereo Butterfly 內含三種常用檢查

　　　　① The Random Butterfly gross stereopsis。

　　　　② The Circle patterns。

　　　　③ The Series of Animals。

　　2. 設置 (Set-Up)

　　　⑴ 患者需配戴平時看近的矯正工具。

　　　⑵ 消毒偏光眼鏡或紅綠眼鏡與患者接觸面。

　　　⑶ 請患者戴上偏光眼鏡或紅綠眼鏡。

　　　⑷ 檢查距離約 40cm。

　　　⑸ 光線 (Ambient illumination)：明亮 (Bright light)，但不刺眼，將光線直接照在檢查本上。

3. 步驟 (Procedure)

⑴ 請患者注視檢查本上可分辨的最小視標，通常患者會看到 3 或 4 個圈，請患者告訴您他看到什麼。若患者無反應，進一步問他有無哪個圓圈比較靠近您或浮起來。

⑵ 若患者能夠看到第一組圓圈之立體視覺，請患者繼續看下一個，請患者持續到未能辨識之視標爲止。

⑶ 若患者一開始即無法辨識最小視標之立體視覺，請患者看中等大小視標，重複步驟 1 及 2，若此視標皆完成，回到最小視標再試一次。

⑷ 若患者無法辨識中等大小視標，請患者辨識最大視標，若患者能辨識最大視標，回到中及小視標再試一次。

4. 記錄 (Records)

• 若有配戴矯正工具，記錄「cc」，無矯正工具「sc」。

• 記錄患者最後一個能看到的視標爲多少秒角 (Seconds of Arc)。

• 若患者所有圖案皆無法看到，記錄「No stereo」。

• 記錄所使用之檢查本。

• Stereo at N sc 40 sec, Randot。

📖 參考文獻 (References)

• Anstice, N., Backhouse, S., Calderwood, M., Colón, Y., Jacob, R., Misra, S., & Phillips, J. R. (2014). *Optometry: Manual, 12th Ed, School of Optometry & Vision Science*. The University of Auckland.

• Bennett, A. G., & Rabbetts, R. B. (1997). *Clinical visual optics*, (3 rd ed). London: Butterworth-Heinemann.

• Griffin, J. R., & Grisham, J. D. (2002). *Binocular anomalies: Diagnosis and vision therapy*. Butterworth-Heinemann Medical.

記　錄

日期：

Working（檢查過程敘述）：

日期：

Working（檢查過程敘述）：

日期：

Working（檢查過程敘述）：

日期：

Working（檢查過程敘述）：

第 8 章　其他相關檢查
(Additioanal Tests)

8.1 阿姆斯勒檢查 (Amsler Grid)

簡介 (Introduction)

　　阿姆斯勒檢查 (Amsler Grid) 用於評估視網膜黃斑部區域相對應之視野情形。當患者出現了可能是黃斑部的問題時（例如最佳矯正視力下降，色覺異常或黃斑的外觀異常）則可使用阿姆斯勒表進行檢查。阿姆斯勒表亦是讓患者能夠在家自我檢測的實用工具。

一、設備 (Equipment)

　　1. 阿姆斯勒檢查本 (Amsler grid book)。

　　2. 遮眼棒 (Occluder)。

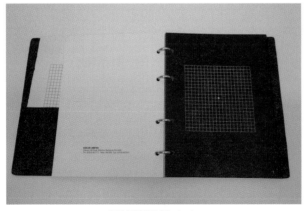

阿姆斯勒檢查本

二、設置 (Set-Up)

1. 患者配戴近用之矯正工具。

2. 消毒遮眼棒，並請患者手持遮眼棒。

3. 檢查距離約 30cm。

4. 光線 (Ambient illumination)：光線充足，但不刺眼。

三、步驟 (Procedure)

1. 請患者遮住左眼，從右眼開始進行檢查。倘若其中一眼視力明顯優於另一眼，則選擇情況較佳的眼優先檢查。

2. 詢問患者「是否能看到中間的黑點（有些是黑紙白點）？」若能看到，則請患者持續注視黑點，若患者無法看到則使用有交叉斜線（如下圖）的檢查表。並請患者注視在大約兩條線交叉的位置。

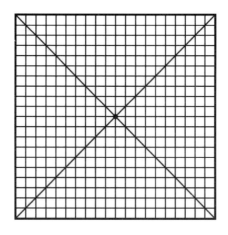

3. 請患者持續注視黑點，眼睛盡量不要移動。並詢問患者：

⑴ 請問您能看到四個角落嗎？

⑵ 有無直線或橫線消失了？有看到中斷或缺損嗎？如果有，在哪個位置？

⑶您看到的線都是直線嗎？還是有扭曲線條，如果有在哪個位置？

⑷所有的方塊都一樣大嗎？如果沒有，哪裡看起來比較大或比較小？

4. 注意患者上述問題的反應。並確認患者有持續注視黑點。

5. 換遮另一隻眼，重複步驟 2 至 4。

四、記錄 (Records)

1. 若檢查結果正常：No abnormality detected 或 Unremakrable。

2. 若檢查結果有問題，將有問題之區域記錄下來或畫出來。

參考文獻 (References)

- Anstice, N., Backhouse, S., Calderwood, M., Colón, Y., Jacob, R., Misra, S., & Phillips, J. R. (2014). *Optometry: Manual, 14th Ed, School of Optometry & Vision Science*. The University of Auckland.

- Kurtz, D., Heath, D. A., Hines, C., & Flom, R. (2004). *Clinical procedures for ocular examination* (Vol. 3). New York: McGraw-Hill.

記　錄

日期：

Working（檢查過程敘述）：

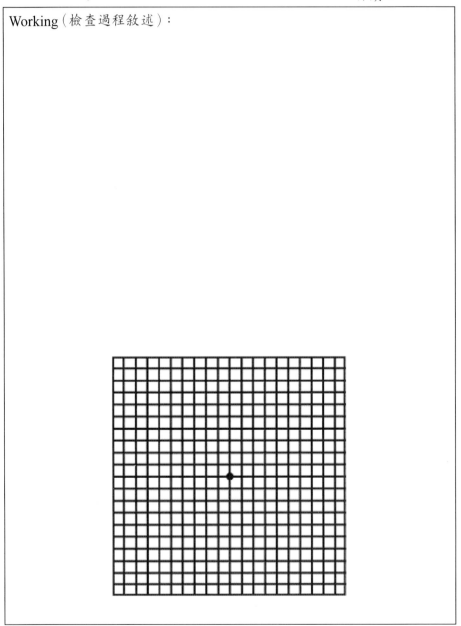

日期：

Working（檢查過程敘述）：

8.2 魏氏四點檢測 (Worth 4 Dot)

簡介 (Introduction)

魏氏四點檢測 (Worth 4 Dot) 用於評估患者遠距離及近距離平面融像之能力。使用手持式魏氏四點可察覺微小的單眼中央視覺盲點。

> ➤ 設備 (Equipment)

1. 魏氏四點視標 (Worth 4 Dot target)。
2. 紅綠眼鏡 (Red-Green glasses)。

> ➤ 設置 (Set-Up)

1. 患者需配戴平常慣用之矯正工具。
2. 消毒紅綠眼鏡與患者接觸面。
3. 請患者戴上紅綠眼鏡，右眼為紅色，左眼為綠色。
4. 光線設置 (Ambient illumination)：昏暗 (Dim light)。
5. 遠距測試使用遠用之魏氏四點視標（一般內建於投影或電腦螢幕視標），近距離測試可使用手持式魏氏四點，距離患者約 40cm。

一、平面融像能力檢測 (Flat Fusional Test)

1. 讓患者看魏氏四點之視標，紅點在上，白點在下。
2. 詢問患者可以看到幾個亮點
   ⑴ 若看到的為兩個紅點，則患者僅使用右眼視物，左眼為抑制狀態。
   ⑵ 若看到的為三個綠點，則患者使用左眼視物，右眼為抑制狀態。
   ⑶ 若看到四個亮點，則為正常融像。
   ⑷ 若看到五個點，則詢問患者亮點位置，綠點及紅點之相對位置，患者之回應決定雙眼視軸之位置，若紅點在綠點的右

側，則患者為 Eso deviation，若紅點在綠點左側，患者為 Exo deviation，若紅點在綠點上方，則為左眼 Hyper deviation，紅點在綠點下方，為右眼 Hyper deviation。

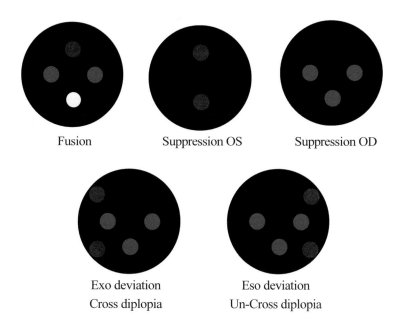

| Fusion | Suppression OS | Suppression OD |

Exo deviation
Cross diplopia

Eso deviation
Un-Cross diplopia

二、中央抑制盲點檢測 (Test for a Central Suppression Scotoma)

1. 讓患者在 40cm 處看魏氏四點之視標，紅點在上，白點在下。
2. 請患者注視視標，並告知患者若視標亮點數量有改變時請隨時告知。
3. 將手持式魏氏四點緩慢向後遠離患者，並隨時詢問患者亮點數量是否有改變，若有改變則記錄其距離及數量。
4. 當患者表示數量有改變時，先確定抑制眼為何眼，請患者遮住未抑制眼，看抑制眼是否能再次看到亮點並記錄。
5. 若患者與視標距離達 3m，患者依然表示數量無改變，則記錄 no

suppression to 3m。

三、記錄 (Records)

記錄患者雙眼融像或抑制，並記錄是遠距測試或近距測試，若有抑制，則需記錄哪個眼睛抑制。

參考文獻 (References)

• Anstice, N., Backhouse, S., Calderwood, M., Colón, Y., Jacob, R., Misra, S., & Phillips, J. R. (2014). Optometry: Manual, 12th Ed, School of Optometry & Vision Science. The University of Auckland.

• Kurtz, D., Heath, D. A., Hines, C., & Flom, R. (2004). *Clinical procedures for ocular examination* (Vol. 3). New York: McGraw-Hill.

記　錄

日　期：

Working（檢查過程敘述）：

日期：

Working（檢查過程敍述）：

8.3 色覺能力評估 (Colour Vision Assessment)

簡介 (Introduction)

色覺檢查可用於篩檢出遺傳性 (Hereditary) 或後天 (Acquired) 之色覺缺損，臨床用於評估黃斑部錐狀細胞以及視神經功能。

色覺異常爲常見之先天或遺傳之視覺功能缺陷，男性發生率約爲 8% 而女性發生率爲 0.5%。此外，三分之二的色覺缺損患者患有後天的眼睛疾病，通常色覺障礙爲病理過程最初跡象，因爲色覺異常爲一頻繁出現之功能障礙，而色覺評估爲初步檢查之一。

雖然色覺缺損無法治癒，評估並建立一個完整視覺狀態與記錄能夠提供適當的建議，以便早期發現疾病並轉診及預防疾病進展。

色覺缺損 (Colour Vision Deficiencies, CVD)：

在色覺缺損檢查，人的色覺首先分爲正常或有缺陷。一旦色覺缺損存在，該缺陷可再分爲以下幾種：

1. 缺陷由先天遺傳或後天疾病所造成。

2. 缺陷在取得一系列測試結果後，依據嚴重性進行分類。

3. 缺陷依據受影響之特定顏色或機制或保留之色彩配對能力進行診斷。

此外，還有職業測試需求（如「Lantern」測試）用於測試：操作者有複製顏色之需求，或操作者需準確預測顏色，這些試驗能夠判斷該操作者是否能夠正常判斷「安全」或「不安全」之顏色。

檢測色覺缺損之兩項檢查：

1. 測試的 Protan 與 Deutan（紅／綠）的缺陷或異常。Ishihara Pseudoisochromatic Plates 通常用於區分正常和有缺陷的色覺，因爲它能準確又快速地檢測色覺缺損 Protan 和 Deutan 類型的人。但是

Ishihara 無法檢測出後天色覺缺損疾病之「Tritan」缺陷。

2. 測試 Tritan（藍／黃）的缺陷。Tritan 缺陷可使用多種色覺檢查來評估。如臨床常用之 Lanthony's Tritan Album 及 Lanthony's Desaturated Panel D-15 Test，亦可使用 Farnsworth F2 Plate 代替，但一般用於 Ishihara 檢測後。

後天造成之色覺異常需經由一系列檢查，此一系列包括：

1. 檢測色覺缺損的存在（正常及不正常色覺）。

2. 色覺缺損類型檢查（分辨 Deutan，Protan 及 Tritan，或 R/G 及 B/Y）。

3. 測量色覺缺損之嚴重程度。

4. 區分 Dichromats 及 Anomalous Trichromats（即 Protanomals（有綠色感光細胞，但功能異常）及 Protanopes（缺少綠色感光細胞）等）。

5. 職業測試，如 Lantern 測試。

總結色覺檢查程序：

1. 適應症

(1) 所有首次看診患者皆建議檢測（男性和女性）。

(2) 選擇職業之前進行檢測及建議。

(3) 視覺健康確認。

(4) 不明原因之視力下降，眼球震顫 (Nystagmus) 及無痛畏光者。

2. 檢測色覺缺損

(1) Ishihara (24 plate edition) 或類似之檢測。

(2) Lanthony's Desaturated Panel D-15。

(3) Lanthony's Tritan Album Plates or Farnsworth F2 Plate。

3. 檢測色覺缺損類型及嚴重程度

(1) Farnsworth Panel D-15 Test。

⑵ City University Test。

⑶ OSCAR 或 Medmont C100 Colour Vision Tests。

⑷ FM 100 Hue Test。

4. 完全 R-G 色覺缺損檢測

　　Neitz (OT), Nagel 或 Pickford Nicholson anomaloscopes。

5. 職業色彩視覺檢測

⑴ Occupational Colour Vision Tests。

⑵ FM 100 Hue Test。

⑶ Farnsworth Lantern。

本章節學習宗旨

1. 選擇及設置檢測種類。檢查、分類及診斷色覺缺損或篩選職業標準需求者。

2. 準備並引導患者進行檢查。

3. Ishihara 檢測原則。

4. 色覺缺損系列檢查及分類色覺缺損情形。

5. 從檢查結果中進行正確推論。

6. Nagel 型的色盲（如 Neitz OT）原則。

7. 檢查並確認患者之職業所需之色覺能力。

8. 正確的診斷，並能從色覺檢查結果提供適當的建議。

➤ 設備 (Equipment)

1. 遮眼棒 (Occluder)。

2. 針對不同色覺檢查本所需之燈光。

3. Ishihara Pseudoisochromatic Plates。

4. Farnsworth F2 Plates。

5. Lanthony's Desaturated Panel D-15 Test / Farnsworth D-15 Test。

6. City University Colour Vision Test。

7. Neitz OT Anomaloscope。

8. Farnsworth Lantern。

9. Colour Assessment and Diagnosis, CAD。

10. Lanthony's Tritan Album。

一、Ishihara Pseudoisochromatic Plates

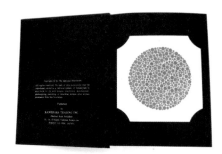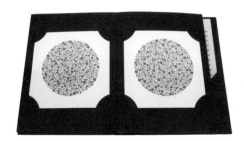

Ishihara Pseudoisochromatic Plates

Ishihara 系列色本測驗距離為 75cm，且詢問患者每個測試上所顯示的數字並請患者需於 3 秒鐘內回答。

1. 建議對所有初診患者進行色覺測試，且患者視力應在 0.1(6/60) 以上。

2. 照明：100 lux 以上，500 lux 至 600 lux 為佳。

3. 請患者將每頁所看到之數字讀出，並告知患者有的頁面有數字而有的則無。若患者不認得數字，則可於 10 秒內延著線畫出來（勿使用手指，除非有戴手套），本測試為單眼測試，先右眼再左眼。

計算多少數字未被辨識出來，包括第一個（示範數字），結果分析如下：

1. 38 色板版本：若於第 2 至 23 板中超過四個錯誤，即可能存在 Protan 或 Deutan 色覺缺損。

2. 24 色板版本：若於第 2 至 15 個中超過三個錯誤，即可能存在 Protan 或 Deutan 色覺缺損。

3. 在任何精簡版本中若超過一個以上的錯誤，則可能存在色覺缺損。

臨床記錄及分析

通過 (Pass) 或未通過 (Fail)。如果超過誤差的數量則很有可能患有 Protan 或 Deutan 的色覺缺損。診斷頁面可能指出是否有 Deutan（紅－紫色數字及灰色背景）或 Protan（橙紅色數字及灰色背景）缺陷，但這樣斷定不完全可靠。

二、Farnsworth Dichotomous Test (Panel D-15)

Farnsworth Panel D-15 Test 常用於檢測色覺缺損之類型及嚴重程度，適用於在 Ishihara 檢查中發現存在色覺缺損之患者。檢測光源應為接近自然採光，照度至少 270 lux，但注意不能有反射光在檢測面上。檢查距離為 50cm。

1. 請患者依據顏色變化依序將色塊排列至測驗盒中，使色塊旁之顏色變化為最接近之顏色，測試時間不可超過數分鐘。

2. 先測右眼，再測左眼。患者能夠透過練習改善測試表現。若第一眼有小錯誤，則應再重新測量一次。

3. 記錄受測者排列色塊之順序。在色相環 (Hue Circle) 上依序畫出色塊背面所標示之數字，若畫出兩個或以上同方向性的交叉線條，則可對照其線條方向找出色覺缺損的種類。

分析：兩個色塊順序錯誤可能是小錯誤，但也可能為大錯誤，若兩個距離很遠之色塊放錯（如 3 和 12）則是一個重大錯誤。

1. 如果有兩個以下交叉，但 Ishihara 測出有色覺缺損，代表缺陷並不嚴重。

2. 如果兩個以上的交叉，則為嚴重的色覺缺損，經由混亂兩點連接的方向得以描述色覺缺損為 Protan，Deutan 或 Tritan。

3. 若色塊順序無法診斷出缺陷類型，則進一步於電腦程式分析。

全色盲 (Monochromats) 在此測驗中會失敗，會出現往 Deutan 及 Tritan 方向的混亂。

三、Lanthony's Desaturated D-15 Test

Lanthony's Desaturated D-15 Test 適用於 Panel D-15 通過後進行分類及嚴重程度之評估，或在 Ishihara 檢查發現有後天 Tritan 缺陷者，或較為輕度之色覺缺損者，如顏色辨識較困難者 (Colour Discrimination)。

1. 測量之室內光線亮度與 Panel D-15 相似，檢查距離為 50cm，且無反射光出現於色塊上。

2. 請患者依據顏色變化情形排列色塊之順序，與 Panel D-15 方法相同，先測右眼再測左眼。

3. 記錄患者所排列之色塊順序，並將色塊上數字依序畫入色相環 (Hue Circe)，若有超過兩個排序錯誤的交叉線，則可決定混亂兩點連接的方向。

分析：分析方式與 Panel D-15 相似。

1. 如果有兩個以下交叉，則為 Protan/Deutan 色覺缺損（Ishihara 測出有色覺缺損，但 D-15 中無發現）為輕微缺損。

2. 如兩個以上的交叉，但通過 Panel D-15，則為中度色覺缺損，Tritan 缺陷之混亂相連線的方向接近水平。

3. 若色塊順序無法診斷出缺陷類型，則建議進一步由電腦程式進行分析。

　　兩個不同的 D-15 檢測結果可以一起列入考慮，以達完整的色覺缺損及嚴重度之評估。

　　1. 如 D-15 未通過者，爲嚴重色覺缺損。

　　2. 通過 D-15 但 Desaturated D-15 失敗，爲中度色覺缺損。

　　3. 通過 D-15 與 Desaturated D-15，爲輕微色覺缺損。

四、The City University Colour Vision Test

　　The City University Colour Vision 測試本，適用於 Ishihara 檢查未通過後之色覺缺損患者。每一頁包含 4 個 D-15 測驗使用之顏色和一個其他顏色的點。中央顏色爲基準色，請患者由周圍四個顏色中選擇最接近中間基準色的點。外圍的顏色經由患者選擇可辨出：

　　1. 正常色覺。

　　2. Protan 色覺缺損。

　　3. Deutan 色覺缺損。

　　4. Tritan 色覺缺損。

經由配對後可找出患者的色覺缺損種類。

　　1. 室內照明應使用 Illuminant C 或等同，照明應於 600 lux 左右。

　　2. 檢查距離爲 35cm，且與患者視線保持垂直。

　　3. 測試本檢查先測右眼，再測左眼，每頁測試作答約三秒鐘。

　　4. 請患者指出外圍四個顏色中，哪一個顏色的點看起來與中間基準顏色最接近。請患者使用上，下，左或右來作答。

　　5. 記錄患者每頁所指出之顏色位置。

　　6. 本檢測以 D-15 爲基礎。結果計算紙會告知您每頁檢測分別爲 Protan，Deutan 或 Tritan 混亂。

　　7. 測驗本第一頁爲示範頁，所以請勿列入計算。

分析：設計本檢測之作者建議：

1. 正常，Protan，Deutan 和 Tritan 反應數量分開計算，並記錄比值。例如有 4 個為正常反應和 6 個 Deutan 反應。記錄應為 6/10 Deutan。

2. 嚴重程度依據錯誤之數量判斷。

3. 因此 6/10 Deutan 為中等 Deutan 缺陷。一個 10/10 Deutan 則為嚴重 Deutan 缺陷。

4. 本檢查無法診斷 Dichromats 及 Anomalous Trichromats。

五、Farnsworth Munsell 100 Hue Test

100 色檢測的設計是由色相環中選擇其中之 84 個不同色調 (Hue) 之顏色，但維持恆定的飽和度 (Chroma) 及明亮度 (Value)。將此 84 個顏色分配到 4 個獨立的盒子，而患者的任務即是將每個盒子中的色塊依照顏色相似度，依序排列。患者最終放置順序將用於測量各顏色的差異情形。

Farnsworth Munsell 100 Hue Test 可以為色覺缺損分類 (Protan, Deutan, Tritan)，並測量患者對顏色混亂之嚴重程度。100 色檢測也可用於檢測正常色覺者對於色調區分能力及敏感度，以及輕度缺損患者對於色調區分能力，亦能追蹤評估後天色覺缺損的發展改變。

1. 適用測量顏色辨識能力。

2. 用於在 Ishihara 檢測後之進一步分析。

3. 注意不要讓患者直接觸摸色塊。

4. 照明度至少 270 lux。

5. 若使用本測試評估顏色辨別能力者，則建議提高照明亮度至約 2000 lux 為佳。

6. 測量距離約 50cm，且注意色塊表面不可有反光。

7. 請患者依據顏色變化依序將色塊排列至測驗盒中，使色塊旁之顏色變化為最接近前一顏色。

8. 檢測試時間每一盒約 2 至 3 分鐘，記錄所使用之時間。

9. 單眼檢測時先測右眼，再測左眼。但若無需知道兩眼之間是否有顏色辨別差異時，則可使用雙眼測試。

10. 記錄在色塊排序順序。

（一）分數計算

計算色塊順序排列錯誤之差值。例如：若 10 號應位於 9 號及 11 號（正確的順序）之間，因此 10 號分數爲 2，此數值爲 10 號兩次數值相減之和 (10 − 9 = 1，及 11 − 10 = 1)。如果 10 號介於 9 號和 13 號之間，則分數爲 4 分，此分數爲與左側 1 分 (10 − 9 = 1) 加右側 3 分 (13 − 10 = 3) 之和。畫出所提供的色相環差之分數。

（二）計算誤差分數

注意誤差分數等於 2 分時表示色塊位置放置正確，總誤差分數爲計算每個色塊誤差分數扣掉 2 分後的總和。每個檢測盒子分別計算後再進行加總。

（三）分析

色塊位置，其中高誤差分數位置爲色覺缺損患者之混亂方向。

色調辨識能力之正常平均值可以透過兩種方式：

1. 僅計算檢測之總分
   ⑴ 小於 20 爲色調辨識能力良好。
   ⑵ 20 至 100 之間爲平均色調辨識能力。
   ⑶ 超過 100 爲色調辨識能力於平均值下。

2. 由雙眼分數計算 Z 值，以及分析色調辨識能力「優於多少比例的人 (%)」

⑴由雙眼誤差總分平方根獲得「標準化」之分數。

⑵由下表中查找雙眼標準化平均分數之期望值及對於患者年齡之標準差。

⑶計算患者標準化後之分數的標準差與其平均年紀之分數差距，此 Z 值能在 Z 值百分比表格中找到。

以 25 歲患者為例：

Z＝(患者標準化分數 – 平均標準化分數) / 標準差

標準化分數 　　　　　 ＝ 10.00

平均年齡之期望值 　　 ＝ 5.69 標準差為 ±2.07

Z 值 　　　　　　　　 ＝ (10.00 – 5.69)/2.07

　　　　　　　　　　 ＝ +2.08

因此，該患者色調辨識能力為該年齡前 5% 之族群。

FM 100 Hue 年齡標準化分數之期望值

年齡	標準化之誤差分數	標準差
10-14	9.13	1.85
15-19	6.63	1.91
20-29	5.69	2.07
30-39	6.71	2.90
40-49	8.23	2.44
50-59	8.68	2.64
60-69	9.57	2.44
70-80	11.46	2.01

Z 值表

Z 值	百分比	Z 值	百分比
-1.65	5	0.13	55
-1.28	10	0.25	60
-1.04	15	0.39	65
-0.84	20	0.52	70
-0.68	25	0.68	75
-0.52	30	0.84	80
-0.39	35	1.04	85
-0.25	40	1.28	90
-0.13	45	1.65	95
0.00	50	2.33	99

參考文獻 (References)

- Anstice, N., Backhouse, S., Calderwood, M., Colón, Y., Jacob, R., Misra, S., & Phillips, J. R. (2014). *Optometry: Manual, 14th Ed, School of Optometry & Vision Science*. The University of Auckland.

- Birch, J., Chisholm, I. A., Kinnear, P., Marre, M., Pinckers, A. J. L. G., Pokorny, J., ... & Verriest, G. (1979). Acquired color vision defects. In J. Pokorny, V. C. Smith, G. Verriest, & A. J. L. G. Pinckers (Eds.), *Congenital and Acquired Color Vision Defects*, (pp. 243-348). New York: Grune & Stratton.

- Kalmus, H. (1965). *Diagnosis and genetics of defective colour vision*. Pergamon Pr.

- Lakowski, R. (1969). Theory and practice of colour vision testing: A review

Part 1. *British Journal of Industrial Medicine, 26*(3), 173-189.

- Metha, A. B., & Vingrys, A. J. (1992). The C-100: A new dichotomiser of colour vision defectives. *Clinical and Experimental Optometry, 75*(3), 114-123.

- Verriest, G. (1963). Further studies on acquired deficiency of color discrimination. *JOSA, 53*(1), 185-197.

- Verriest, G. (1982). *Colour vision deficiencies VI* (Vol. 6). Springer Science & Business Media.

色覺缺損診斷參考表格 (Acknowledgment: BL Cole, Melbourne)

分類	發生率	機制	特性
Monochromasy			
典型（桿細胞 Rod）	罕見	視紫質 (Rhodpsin) 充滿錐細胞	全色盲，僅能辨識明亮，紅色非常暗，伴隨眼震顫，視力差及畏光
非典型 桿細胞 & 藍色錐細胞 (Rod & Blue Cone)	罕見	錐細胞僅有一色存在（短波長敏感）	全色盲，僅能辨識明亮，紅色非常暗，伴隨眼震顫及視力差
桿細胞 & 綠色錐細胞 (Rod & Green Cone) 桿細胞 & 紅色錐細胞 (Rod & Red Cone)	罕見	錐細胞僅有一色存在	全色盲，視力好，僅能辨識明亮，無其他相關症狀
Dichromasy（該異常顏色之色素感光細胞不存在）			
Protanopia	1% 男性	喪失長波長敏感度 (Long Wavelenht Sensitive, LWS) 色素感光細胞	$R = Y = G$，$BG = W$，紅色似乎很暗，若亮度維持不變能分辨約 17 個顏色
Deuteranopia	1.5% 男性	喪失中波長敏感度 (Medium Wavelenht Sensitive, MWS) 色素感光細胞	$R = Y = G$，$BG = W$，亮度正常若亮度維持不變能分辨約 27 個顏色
Tritanopia	1/1300	喪失短波長敏感度 (Short Wavelenht Sensitive, SWS) 色素感光細胞	$B = BG = G$，$Y = W$，亮度正常能夠分辨約 50 個顏色

分類	發生率	機制	特性
Anomalous Trichromasy（該異常顏色之色素感光細胞功能異常）			
Protanomaly	1% 男性	LWS 色素吸收轉移到較短的波長	R，Y 及 G 經常混淆，但顏色辨識能力喪失情形差異很大，同色調顏色配對異常，紅色看起來很暗 Raleigh Equ R + G ＝ Y 加入過量的 R
Deuteranomaly	5% 男性	MWS 色素吸收轉移到較長的波長	R，Y 及 G 經常混淆，但顏色辨識能力喪失情形差異很大，同色調顏色配對異常，亮度正常 Raleigh Equ R + G ＝ Y 加入過量的 G
Tritanomaly	罕見	部分 SWS 色素喪失	對 B，BG，G 及 W，Y 顏色辨識能力喪失

（R = Red 紅色，B = Blue 藍色，BG = Blue Green 藍綠色，G = Green 綠色，W = White 白色，Y = Yellow 黃色）

記　錄

日期：

Working（檢查過程敘述）：

日期：

Working（檢查過程敍述）：

8.4 角膜弧度測量 (Keratometry)

簡介 (Introduction)

角膜弧度測量或角膜散光測量 (Keratometry) 用於評估角膜弧度 (Curvature)、角膜弧度所產生的度數 (Power)、曲折度 (Toricity)，並可觀察角膜表面之完整性 (Surface Integrity) 及淚膜品質 (Tear Quality)。目前在市面上的角膜弧度儀大多可測量中央 3mm 角膜弧度，也就是說如果您的患者直接看入角膜弧度儀內的視標，則測量範圍為中央 3mm 的角膜弧度。

本章節學習宗旨

1. 角膜弧度儀設置／清潔／校正／對焦等。

2. 精準的測量角膜表面度數。

3. 測量後數據分析、正確記錄檢查結果及相關資訊。

➢ 設備 (Equipment)

角膜弧度儀 (Keratometer)

➢ 設置 (Set-Up)

1. 移除患者配戴的視力矯正工具，如隱形眼鏡或眼鏡。

2. 調整患者與驗光師椅子的高度。

3. 消毒角膜弧度儀與患者接觸面。

4. 調整接目鏡，先逆時針 (Counterclockwise) 旋轉接目鏡至影像模糊，再順時針 (Clockwise) 慢慢轉回來至影像變清楚為止，以免調節過度。

一、角膜弧度儀基本構造 (Basic Components of the Keratometer)

1. 接目鏡 (Eyepiece) 可調整聚焦。

2. 下巴架 (Chin Rest) 及額頭架 (Forehead Rest) 在檢查時固定患者的頭部。

3. 旋轉把手調整下巴架之升高或降低，以調整患者眼睛高度。

4. 兩個度數轉輪測量角膜兩個軸度之度數。

5. 軸刻度 (Axis Scale) 用於標示兩軸線之位置。軸度可旋轉以調整及對準。

6. 內部圖示（3 個圓圈，又稱 Mires）為患者角膜反射。

7. 操控桿 (Joystick) 聚焦患者角膜反射。

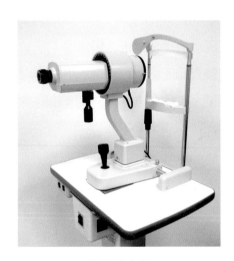

角膜弧度儀

二、步驟 (Procedure)

1. 調整下巴及額頭架，使患者的眼睛與角膜弧度儀眼角標記線 (Leveling Pin) 成一直線。

2. 請患者張開雙眼，注視儀器內之影像（影像一般為患者眼睛的鏡像）。請患者盡量保持注視並減少移動，可正常眨眼。

3. 先測量右眼，左眼先以遮眼板遮住。

4. 確認患者角膜對齊角膜弧度儀上之眼睛標記線，使用操控桿調整儀
　器，直至角膜反射光圈 (Mire's Image) 出現在患者角膜上。

5. 由接目鏡 (Eyepiece) 觀察儀器內之影像，微調儀器操縱桿直到影像
　清楚對焦且黑色十字 (Reticle) 對準在右下角圓圈的正中央，以確保
　測量位置為角膜正中心，如下圖所示。

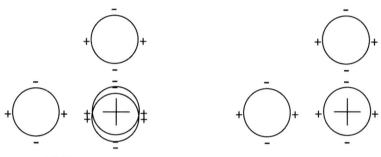

圖 A：未對焦 (Out of Focus)　　　圖 B：對焦 (In Focus)

6. 調整水平旋轉鈕 (Horizontal Knob)，讓水平的「+」左右對齊，如
　下圖左。

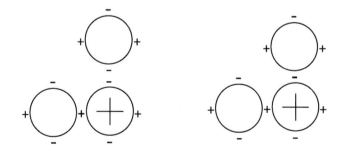

7. 調整垂直旋轉鈕 (Vertical Knob)，讓垂直的「-」左右對齊，如上圖
　右。

8. 當出現「+」及「-」無法完全對齊則需調整軸度。若為規則性散光，

則兩軸度相差 90 度，則只需調整一軸度即可。若不規則散光者，則需分開調整兩軸度並記錄之。

9. 觀察影像之完整度及角膜反射光之完整性。

（一）角膜散光與散光屈光不正預估 (To Find the Corneal Astigmatism and Estimate Astigmatic Refractive Error)

1. 使用角膜弧度儀測量角膜表面度數。

2. 計算角膜散光及計算矯正度數。

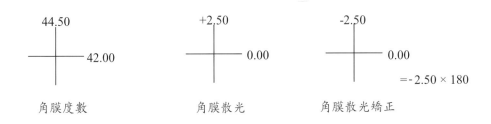

| 角膜度數 | 角膜散光 | 角膜散光矯正 |

3. 若要由角膜弧度來預估換算散光鏡矯正度數，根據 Borish (1970) 及 Taylor (1990) 所提出的 Javal's Rule，您需將「平均生理散光」(Average Physiological Astigmatism) 數值帶入公式換算，此換算數值為 -0.50DC×090。

4. 如上例之換算結果 -2.50×180 加入平均生理散光值，則角膜散光矯正度數為 (-2.50×180) + (-0.50×090) = (-2.00×180)。

三、記錄 (Records)

兩眼分開記錄。先記錄水平度數及主徑線 (Horizontal Power and Meridian)，再記錄垂直度數及主徑線 (Vertical Power and Meridian)，並計算出角膜散光 (Corneal Astigmatism)。

注意：請勿將主徑線或方向線 (Meridian) 與軸度 (Axis) 混淆。主徑線

爲彎曲弧度有度數的，而軸度是軸心是平面而沒有度數的。

1. 若是主徑線 (Meridian) 角度應標示 @（at 或 along）。若是軸度 (Axis) 應標示 ×（乘以）。

2. 需記錄散光型態：WTR (With the Rule), ATR (Against the rule), OBL (Oblique), Irregular。

3. 記錄角膜反光光圈 (Mires)：MCAR (Mires Clear and Regular), Mires Irregular and Distored。

4. OD 42.50@180/43.00@90, 0.50D WR, MCAR。

參考文獻 (References)

- Anstice, N., Backhouse, S., Calderwood, M., Colón, Y., Jacob, R., Misra, S., & Phillips, J. R. (2014). *Optometry: Manual, 12th Ed, School of Optometry & Vision Science*. The University of Auckland.

- Bennett, A. G. (1966). *Optics of contact lenses*. Association of Dispensing Opticians.

- Duke-Elder, S. (1954). Textbook of ophthalmology. *British Medical Journal, 1*(4866), 859.

- Edwards, K. N., & Llewellyn, R. D. (Eds.). (1988). *Optometry*. London, UK: Butterworths.

- Grosvenor, T., & Grosvenor, T. P. (2007). *Primary care optometry*. Elsevier Health Sciences.

記　錄

Working（檢查過程敘述）：
OD:＿＿＿＿＿＿＿＿＿＿＿＿＿＿＿＿＿＿＿＿＿＿＿

OS:＿＿＿＿＿＿＿＿＿＿＿＿＿＿＿＿＿＿＿＿＿＿＿

Note:

Working（檢查過程敘述）：
OD:＿＿＿＿＿＿＿＿＿＿＿＿＿＿＿＿＿＿＿＿＿＿＿

OS:＿＿＿＿＿＿＿＿＿＿＿＿＿＿＿＿＿＿＿＿＿＿＿

Note:

Working（檢查過程敘述）：
OD:＿＿＿＿＿＿＿＿＿＿＿＿＿＿＿＿＿＿＿＿＿＿＿

OS:＿＿＿＿＿＿＿＿＿＿＿＿＿＿＿＿＿＿＿＿＿＿＿

Note:

Working（檢查過程敘述）：
OD:＿＿＿＿＿＿＿＿＿＿＿＿＿＿＿＿＿＿＿＿＿＿＿

OS:＿＿＿＿＿＿＿＿＿＿＿＿＿＿＿＿＿＿＿＿＿＿＿

Note:

Working（檢查過程敘述）：
OD: _____

OS: _____

Note:

Working（檢查過程敘述）：
OD: _____

OS: _____

Note:

Working（檢查過程敘述）：
OD: _____

OS: _____

Note:

Working（檢查過程敘述）：
OD: _____

OS: _____

Note:

第 9 章　眼睛健康檢查：外部檢查

(Ocular Health Examination: External Examination of the Eye)

9.1 肉眼整體外觀觀察 (Naked Eye Overview)

驗光師時常會過度專注於眼球本身及操作裂隙燈而忽略了眼睛周圍的概況，如眉毛眼皮 (Eyebrows lids) 及睫毛 (Lashes) 等。因此建議在進入裂隙燈前：

1. 使用普通照明及肉眼觀察，注意從外觀上觀察有無任何明顯問題（任何異常，將在之後各部位檢查時，進一步使用裂隙燈觀察）。

2. 使用桌燈靠近患者以取得充足照明。

3. 首先觀察患者眼睛直視位置，再請患者往上、下、左、右四個主要方向注視，以可見鞏膜 (Sclera) 最大區域爲主。當患者向下看時，使用拇指將上眼皮輕抬，當患者向上看時，使用拇指將下眼皮輕翻，以觀察鞏膜部分。

4. 觀察眨眼速率及精準度，有無完整閉上等。

9.2 裂隙燈檢查 (Slit-lamp Examination)

簡介 (Introduction)

裂隙燈在臨床上廣泛使用於：

1. 眼前部的常規檢查（外部和前眼部結構）。
2. 驗配隱形眼鏡之觀察鏡片移動，散光鏡片旋轉方向，鏡片表面沉積物等。
3. 檢查眼底之觀測系統。
4. 觀察和攝影特定眼結構及異常。
5. 平壓式眼壓計的觀測系統（眼內壓測量）。
6. 前房角鏡 (Gonioscopy) 檢查前房及周邊視網膜之光學系統。
7. 角膜厚度測量 (Pachometry) 觀測系統。

裂隙燈照明系統包含一個可調寬度及高度之光圈。該照明系統與觀察系統光學之聚焦平面相同，因此能使照明系統與觀察系統「連結」聚焦在同一個平面上。

當顯微鏡聚焦在半透明組織上並同時將照明系統的光束縮到極細，該極細光束所照射的半透明組織即可透過顯微鏡觀察到其橫切片，故稱「裂隙燈生物顯微鏡」，簡稱「裂隙燈或細隙燈」，以下說明簡稱裂隙燈。

裂隙燈檢查通常由眼睛前部往後部進行。建議檢查順序為眼皮 (Lids) →睫毛 (Lashes) →結膜 (Conjunctive) →鞏膜 (Sclera) →淚液層 (Tear Film) →角膜 (Cornea) →前房隅角 (Anterior Chamber Angle) →虹膜 (Iris) →水晶狀 (Crystalline Lens)。

為確保各眼睛結構皆有確切檢查，需養成有系統之眼球結構檢查順序，以及應用所適合之照明技巧。

本章節學習宗旨

1. 裂隙燈清潔／校正／設置／對焦等。

2. 能夠引導患者進行例行檢查。

3. 使用各種照明方法，用於觀察特殊構造

　　直接照射方式 (*Direct methods*)：漫射法 (Diffuse illumination)、直接照射法 (Direct focal)、鏡面反射法 (Specular reflection)、圓錐光柱法 (Tyndall cone)。

　　間接照射方式 (*Indirect methods*)：背面反射法 (Retro-illumination)、間接照射法 (Indirect illumination)、鞏膜漫射法 (Sclerotic scatter)。

4. 使用照明方法觀察之眼結構：

　　⑴ 角膜切面 (Corneal section)。

　　⑵ 角膜神經纖維 (Corneal nerve fibre)。

　　⑶ 角膜內皮 (Corneal endothelium)。

　　⑷ 虹膜圓環 (Iris collarette)。

　　⑸ 水晶體前囊 (Anterior capsule of the lens)。

　　⑹ 水晶體後囊及玻璃體前部 (Posterior capsule of the lens and the anterior vitreous face)。

5. 記錄檢查結果。

➢ 設備 (Equipment)

1. 裂隙燈 (Slit-lamp Biomicroscope)。

2. 棉花棒 (Cotton Bud)。

➢ 設置 (Set-Up)

1. 請患者移除所配戴的視力矯正工具，如隱形眼鏡或眼鏡。

2. 調整患者及驗光師椅子的高度。

3. 消毒裂隙燈與患者接觸面。

4. 裂隙燈調整部分：

　　⑴ 調整接目鏡，先逆時針 (Counterclockwise) 旋轉接目鏡至影像模糊，再順時針 (Clockwise) 慢慢轉回至影像變清楚即停止，以免調節過度。

　　⑵ 調整接目鏡之瞳孔距離。

　　⑶ 移除所有濾片。

　　⑷ 將放大倍率調至最低。

　　⑸ 將光束調至寬條 。

5. 裂隙燈調整好之後，請患者將下巴輕輕靠在下巴架上，額頭貼著額頭架。此時調整下巴架高度，使患者的眼睛與裂隙燈眼角標記線 (Leveling Pin) 成一直線。

6. 光線 (Ambient illumination)：昏暗 (Dim light)。

一、裂隙燈基本使用 (Slit-Lamp Controls)

1. 熟悉裂隙燈及養成使用習慣：

　　⑴ On / Off 開關和照明強度控制：使用可清楚觀察之最小照明強度，當檢查完成時，請養成順手將照明關掉的習慣。

　　⑵ 將底座螺絲鎖鎖緊：檢查完後，將裂隙燈遠離患者後鎖緊，以保護患者及儀器。

　　⑶ 操控桿 (Joystick) 控制，左 / 右和前進 / 後退移動。

　　⑷ 控制照明系統及觀察系統上 / 下移動（操控桿旋轉）。

　　⑸ 每次使用裂隙燈時，皆需對焦接目鏡 (Eyepiece)。

　　⑹ 調整瞳孔間距 (PD)。

　　⑺ 倍率放大調整。

　　⑻ 照明系統上的濾片使用。

　　⑼ 裂隙光束長度及寬度控制。

⑽ 光束孔徑控制。

⑾ 裂隙光束方向控制。

⑿ 照明及觀察系統的裝置對焦連結扣入鈕解開及扣入（調整照明與觀察方向之角度，使兩系統聚焦平面不同，又稱 Out of Click Stop；若照明與觀察系統聚焦平面相同（連結扣入），則稱 Click Stop）。

⒀ 使用對焦桿 (Focusing Rod) 了解觀察及照明系統之聚焦情形。

2. 使用對焦桿分別調整兩眼接目鏡之聚焦。

二、照明方式 (Illumination Methods)

1. 漫射法 (Diffuse illumination)：照明系統之光束調至最大直接照射。

2. 直接照射法 (Direct focal illumination)：直接照射法簡單來說是將照明系統與觀察系統對焦於同一個焦點或平面上。通常用於觀察眼前部構造。使用低倍率配合著不同裂隙光束寬度及照明系統角度。用於觀察：眼瞼 (Lid)、眼瞼邊緣 (Lid margins)、睫毛 (Lashes)、虹膜 (Iris)、瞳孔 (Pupil)、結膜 (Conjunctive)、鞏膜 (Sclera)、鞏膜血管 (Scleral vasculature)。

3. 鏡面反射法 (Specular reflection)：明亮光點反射在角膜前表面，角膜後表面出現較為暗淡的反射光。聚焦於角膜後表面之反射光點，此時將裂隙燈觀察系統倍率放大，可觀察到角膜內皮細胞輪廓。將光束調窄且放大倍率設置調 25 倍以上，可觀察到較小輪廓之角膜內皮細胞。

檢查角膜不同區域之內皮細胞，可嘗試以下操作方式：

⑴ 照明系統及觀察系統之夾角調整至 60 度左右。

⑵ 使用鏡面反射法找到角膜中央之內皮細胞。

⑶ 保持裂隙燈聚焦，使用操控桿輕輕移動裂隙燈並觀察其他角膜

部位。

⑷ 若您已無法對焦或找不到，可將放大倍率降低，將有助於再次找到鏡面反射的對焦。

4. 間接照射法 (Indirect illumination)：間接照射法即照明系統與觀察系統沒有對在同一個焦點或平面上。有兩種方法使用非直接照射法觀察眼球構造，一爲光束散射在您所觀察物的旁邊，二爲先使用直接照明方式聚焦於欲觀察之構造，再將照明系統與觀察系統分離（將照明觀察對焦連結扣入鈕 (Click Stop) 解開，又稱「Out of Click Stop」）。使照明系統光線落在觀察物一側，而您仍然觀察原本結構，只是光線由旁邊進入，而非與觀察系統一樣的方向。

5. 背面反射照射法 (Retro-illumination)：聚焦於某結構如角膜或水晶體，再將 Click Stop 鬆開，轉動照明系統，使得光線直接落在所觀察構造之後方組織上，例如觀察角膜，將光線落在虹膜或視網膜上。此方法將後方組織所反射的光作爲淺色均勻背景，以便您觀察透明角膜上的混濁物。

6. 鞏膜漫射法 (Sclerotic scatter)：先將照明及觀察系統聚焦於角膜欲觀察之區域（例如：疤痕或水腫），解開 Click Stop 並將照明系統聚焦於輪部區（即角膜與鞏膜之交界處），使光線經由角膜內部反射作用傳送到整個角膜及輪部邊緣，使您能清楚地觀察到角膜水腫或疤痕。

7. 觀察眼部構造所使用之照明方法：

⑴ 角膜部分：光束由側面進入，使用寬條平行光束直接聚焦。

⑵ 角膜神經纖維：直接和間接照射法。

⑶ 虹膜圓環 (Iris collarette)：直接或漫射照射法和背面反射照射法。

⑷ 水晶體前囊：直接照射法和背面反射照射法。

⑸ 水晶體後囊：直接照射法，且觀察及照明系統之間角度狹窄。

⑹ 角膜內皮細胞：鏡面反射照射法。

三、裂隙燈評估步驟建議 (Slit-lamp Examination Routine)

1. 初步設置後，使用寬條或圓光（取決於個人偏好）以及使用直接照明，倍率大小可依需求調整。

2. 請患者打開雙眼，可正常眨眼。先從右眼開始，移動裂隙燈聚焦於內眥 (Inner Canthus)。觀察肉冠 (Caruncle)、皺襞 (Plica) 和淚乳頭 (Lacrimal Papillae)。

3. 觀察下眼瞼外緣，往顳側方向移動，注意邊緣是否完整及睫毛有無掉缺或任何異常。觀察下眼瞼時請患者向上看，將下眼瞼輕輕外翻，繼續檢查瞼緣，再移動到外眥 (Outer Canthus)。

4. 觀察上眼瞼外緣，往鼻側方向移動，往回移到肉冠 (Caruncle)，檢查上瞼緣的完整性和睫毛有無掉缺。

5. 請患者往下看，輕輕上抬患者之上眼瞼，觀察上鞏膜及球結膜 (Bulbar Conjunctiva)，瞼結膜 (Palpebral Conjunctiva) 及穹結膜 (Fornix Conjunctiva)。

   ⑴ 注意鞏膜及球結膜的血管深度。

   ⑵ 觀察眼瞼周圍組織，包括瞼板腺 (Meibomian Glands)。

6. 請患者眼睛看右邊（即顳側），使用寬條光束掃過鼻側鞏膜及結膜，觀察是否正常，有無任何異常或異物。

7. 請患者再次看正前方，移動裂隙燈至顳側進一步觀察角膜表面 (Corneal Surface)，請患者眨眼並觀察淚液層品質、蛋白或雜質之移動。

8. 觀察輪部 (Limbus) 有無新生血管 (Neovascularisation) 及角膜環 (Corneal Arcus)。

9.將裂隙燈往患者方向移動以聚焦於更深構造，評估虹膜 (Iris) 及水晶體前囊 (Anterior Lens)。

　⑴虹膜顏色：虹膜顏色與紋理外觀有相關聯。例如藍灰色虹膜通常有許多隱窩，褐色虹膜呈現典型的「絲絨」外觀。

　⑵虹膜透光：通常虹膜後表面色素層是相當緻密且均勻，光線是不能通過虹膜進入眼睛。但有些疾病和變化使得虹膜變薄或被侵蝕。檢查虹膜有無透光可在黑暗的環境並將裂隙燈倍率調低，使用間接背面反射照射法 (Indirect Retro-Illumination) 聚焦於虹膜及瞳孔，讓光束以狹窄角度經由瞳孔邊緣進入，以便從眼底背面反射來檢視虹膜是否有透光。正常虹膜只會由瞳孔觀察到紅色眼底反射光，但無光線由虹膜其他區域反射出。若虹膜發現粉紅色或紅色外觀，則記錄透光區域。

10.請患者看鼻側，裂隙燈往外移動，觀察顳側鞏膜及球結膜。

11.將裂隙燈光束改為窄裂隙寬度，且增加放大倍率。

12.觀察患者顳側及鼻側之前房深度 (Anterior Chamber Depth)，即前房與角膜之比值，測量角膜厚度與虹膜角深度相比較，記錄前房深度 / 角膜厚度的比值。

13.前房隅角 (Anterior Chamber Angle) 又稱 Van Herick's Ratio 或 AC：C，顳側與鼻側皆需測量。

　⑴照明系統和觀察系統之間角度約為 45 度至 60 度，照明光束寬度調成細窄，並調整光束的方向使光束垂直切入角膜（與角膜表面呈 90 度角），此時可觀察到角膜被光束所照射的光束與半透明的切面。

　⑵將光束盡量聚焦於角膜輪部邊緣 (Limbus)，此時在角膜光束旁邊與背後虹膜中間會看到一個黑暗空隙帶。

⑶ 比較角膜半透明切面厚度與黑暗空隙帶厚度的比例。此為前房隅角深度（在虹膜表面與角膜表面之間的黑暗空隙帶）。

14. 將照明系統調至顳側 30 度的位置，將裂隙光束寬度調到 1.0mm 左右，並聚焦於角膜。當照明光穿過角膜，可觀察到角膜透明組織切面。

15. 持續觀察角膜切面，將照明系統角度增加為 45 度至 60 度並觀察切面大小變化。觀察整個角膜由顳側掃描到鼻側。

16. 角膜基本檢查可使用光切片照射法 (Optical Section) 觀察，角膜內皮則使用鏡面反射法 (Specular Reflection) 進行觀察。檢查角膜是否有疤痕或水腫則可使用鞏膜漫射法 (Sclerotic Scatter) 觀察。

17. 將光圈調小。

18. 使用 Tyndall Cone 照明法，又稱圓錐光柱 (Conical Beam)。使用於觀察前房 (Anterior Chamber)。將室內燈光完全熄滅使瞳孔放大及提高對比度，觀察前房漂浮之細胞 (Cells & Flare) 須將照明光束與觀察系統角度拉大，且將亮度調至最強。

19. 使用 2mm 的寬條平行光束 (Parallelepieped) 且降低放大率至中等倍率。

20. 將光束掃過虹膜邊界及瞳孔並檢查瞳孔直接反射。使用裂隙燈評估瞳孔反射的主要優點是能觀察瞳孔運動及括約肌位置，縮放有無規律及完整。

⑴ 瞳孔應在虹膜正中央，且為完整圓形狀。

⑵ 測量瞳孔大小，正常瞳孔直徑為 3mm 至 5mm 之間。如果瞳孔直徑小於 2mm 稱為瞳孔縮小 (Miosis)，如果大於 5mm 則稱為瞳孔放大 (Mydriasis)。

21. 將光束調成窄裂隙寬度，照射角度約 45 度，聚焦於水晶體的前表

面上。可觀察到水晶體及水層之間的邊界。輕輕地前後左右移動裂隙燈並檢查水晶體。

22. 年輕患者或有較大瞳孔者能輕易觀察到玻璃體 (Vitreous) 前部。在一些患者中能觀察到棉絮狀物質在玻璃體前部。

23. 將光束調整至寬條。

24. 請患者往下看，將眼皮上翻檢查眼皮背後之瞼結膜等。

25. 當右眼觀察完成後，將裂隙燈移至左眼，並重複以上步驟觀察左眼。

四、記錄 (Records)

將所觀察到之眼睛外觀、眼球可見構造及有無異常詳細記錄下來。雙眼需分開記錄。

參考文獻 (References)

- Anstice, N., Backhouse, S., Calderwood, M., Colón, Y., Jacob, R., Misra, S., & Phillips, J. R. (2014). *Optometry: Manual, 14th Ed, School of Optometry & Vision Science*. The University of Auckland.

- Elliott, D. B. (2013). *Clinical procedures in primary eye care*. Elsevier Health Sciences.

- Fredrik, P. K., & Sakhi, M. (2013). Evaluation of nasal and temporal anterior chamber angle with four different techniques. *International Journal of Clinical Medicine, 4*(12), 548.

- Walker R. L. (1977). Fundamentals of biomicroscopy. *Optometric Journal & Review of Optometry, 114* (Jan, Feb, Mar).

- Grosvenor, T., & Grosvenor, T. P. (2007). *Primary care optometry*. Elsevier

Health Sciences.

- Stockley, L. A. F., & Jacobs, R. J. (1987). Routine biomicroscopy: A protocol for routine examination of the anterior segment of the eye and the ocular adnexa. *Clinical and Experimental Optometry, 70*(6), 178-180.
- Riley HD. Dr.H.D. *Riley's Diagnostic Procedures I&II.* Slit Lamp Illumination Types Associated Ocular and Slit Lamp Examination Procedures.

前房隅角評估 (Van Herick, Shaffer Schwartz Test)：

Van Herick	Grade	Shaffer Schwartz		隅角程度	風險
AC: C Ratios		ACA 程度	可見結構		
無黑暗空隙	0	0	無	閉鎖	閉鎖
<1/4	1	≤ 10	Schwalbe 氏線	非常窄	有閉鎖風險
1/4	2	11-19	小梁網	窄	有閉鎖風險
>1/4～1/2	3	20-34	鞏膜距 (scleral spur)	開放	幾乎無閉鎖風險
≥ 1	4	35-45	睫狀體	寬大	無閉鎖風險

裂隙燈觀察注意事項：

STRUCTURE	Slit-lamp Technique / Set up Recommendation
Step 1: External Evaluation 眼外觀評估	Lids closed, full beam, low mag (6/10x) 閉眼，光束全開，低倍率 (6/10x)
Step 2: Nasal Conjunctiva 鼻側結膜	With lateral gaze, full beam, low mag (6/10x), low light intensity 光線由側邊進入，光束全開，低倍率 (6/10x)，低強度光
Step 3: Temporal Conjunctiva 耳側結膜	Conjunctiva With lateral gaze, full beam , low mag (6/10x), low light intensity 光由側邊進入，光束全開，低倍率 (6/10x)，低強度光
Step 4: Tear Film Assessment (quantity and quality; tear meniscus height) 淚膜評估（質與量，淚河高度）	Observe the quality of tears on blink using a parallelepiped beam (Broad parallelpiped, well angled & focused) 寬條平行，有角度及聚焦

STRUCTURE	Slit-lamp Technique / Set up Recommendation
Step 5: Inferior Conjunctiva (bulbar to limbus, palpebral & inferior lid margin) 下方結膜（球結膜到輪部，瞼結膜及下方眼瞼）	Up gaze, broad beam, low mag (6/10x), low light intensity – using thumb to manipulate lower lid 眼看上方，寬條光束，低倍率 (6/10x)，低強度光，使用姆指輕翻下眼皮
Step 6: Superior Conjunctiva (bulbar to limbus, palpebral & superior lid margin) 上方結膜（球結膜到輪部，瞼結膜及下方眼瞼）	Down gaze, broad beam, low mag (6/10x) low light intensity 眼看下方，寬條光束，低倍率 (6/10x)，低強度光，使用拇指輕翻上眼皮
Step 7: Scan of Cornea (using two hands, one on joystick and one on slit lamp base for fine focus control) 掃描角膜（使用雙手，一手在操控桿，另一手控制照明系統）	Parallelepiped (1.5- 2mm wide), slightly higher mag (10-16x), higher light intensity, well angled 平行光束（1.5mm~2mm 寬），中高放大倍率 (10-16x)，高強度光 1 - focused scan through the middle with temp-to-nasal change 1.聚焦於角膜中央，由耳側至鼻側檢查 2 – on up gaze (temp/nasal change not critical) 2.觀察角膜上部 3 – on down gaze (temp/nasal change not necessary as lid held instead) 3.觀察角膜下部 Inspect the endothelium using specular reflection 觀察角膜內皮使用鏡面反射照射法

記　錄

日期：

Working（檢查過程敘述）：

OD　　　　　　　　　　　　　　　　　　　　　　OS

眼瞼／睫毛

結膜（球結膜／瞼結膜）

前房／前房隅角

淚液層

角膜

虹膜

水晶體／玻璃體前部

瞳孔反應（直接／間接／視近反射）

瞳孔大小／完整性

日期：

Working（檢查過程敘述）：

OD   OS

眼瞼／睫毛

結膜（球結膜／瞼結膜）

前房／前房隅角

淚液層

角膜

虹膜

水晶體／玻璃體前部

瞳孔反應（直接／間接／視近反射）

瞳孔大小／完整性

第10章　眼睛健康檢查：內部檢查 (Ocular Health Examination: Internal/Posterior Segment)

10.1 直接眼底鏡 (Direct Ophthalmoscopy)

簡介 (Introduction)

　　直接眼底鏡經由瞳孔觀察到水晶體、玻璃體、視網膜、血管、視覺神經、視盤、視杯等的狀態，是眼科及驗光師檢查眼底的常用工具之一。

本章節學習宗旨

1. 使用直接眼底鏡進行眼睛內部結構之常規檢查。

2. 引導患者進行檢查。

3. 觀察視盤 (Optic disc)，視網膜血管 (Retinal vasculature)，眼底及視網膜 (Fundus ground)，中央凹 (Fovea)，黃斑 (Macula) 和周邊眼底 (Peripheral fundus)。

4. 記錄檢查結果及相關之訊息。

➢ 設備 (Equipment)

單眼直接眼底鏡。

➢ 設置 (Set-Up)

1. 移除患者使用的視力矯正工具。

2. 調整患者椅子的高度，使患者可以舒適坐定，同時適合驗光師進行檢查。

3. 了解患者的大約眼鏡度數。

4. 光線 (Ambient illumination)：昏暗 (Dim light)。

一、眼球光介質檢查 (Ocular Media Examination)

1. 請患者平視遠方角落或遠方視標（盡量使用非調節性視標）。

2. 以右手握住眼底鏡，站在患者的右邊檢查右眼。眼睛愈貼近眼底鏡則能觀察的視野範圍愈大。透過窺孔觀察，運用食指轉輪的方式調整透鏡轉盤，使觀察目標聚焦。使用眼底鏡時，驗光師應張開雙眼以避免刺激眼睛調節而導致疲勞或無法對焦。

3. 以適當的正度數（一般可用 +2.00D），從約 50cm 的地方近距離觀察虹膜。

4. 以虹膜為焦點，觀察瞳孔位置的眼底反光，並由各個角度包括上、下、左、右，並前後移動約 3cm 至 5cm 檢查不同介質層次的狀態。

5. 持續增加鏡片度數至 +8D、+10D，並往前離患者約 10cm，觀察眼底反光是否有灰影、暗點、黑色區塊等，以判斷眼球光介質（淚膜、角膜、前後房水、水晶體、玻璃體）中是否有混濁物。

二、眼底觀察 (Fundus Examination)

1. 告知患者您將靠近來檢查眼底。

2. 與患者的視線外側大約成 15 度夾角觀察切進。一邊慢慢縮短與患者距離，一邊漸漸地往負度數調整。

3. 將眼底鏡移近至距離患者眼表 1cm 至 2cm 處。注意不碰觸到患者睫毛，避免有眨眼反射或驚嚇到患者。驗光師盡可能以鼻子呼吸以避免吹氣至患者耳朵或臉頰。

4. 若沒直接對到視盤，可先聚焦於血管，再往血管較粗方向尋找視盤。

5. 檢查視盤、邊緣組織、視盤顏色形狀、視杯大小深度、估算視杯／

視盤比 (C/D Ratio)。

6. 隨著離開視盤的中央血管，檢查視網膜及四周血管，包括上、右、下、左、動靜脈 (A/V) 交叉等。並評估視網膜是否有任何異狀。

7. 調暗眼底鏡之光源，請患者直視眼底鏡燈光，並迅速觀察黃斑外觀，色素色澤均勻程度及反射光是否正常。觀察後立刻移開黃斑部以避免光傷害。

8. 保持聚焦進行周邊視網膜之檢查。

三、眼底觀察重點 (Fundus Examination Key Points)

1. 視盤、視杯 (Optic Disc, Optic Cup)。

2. 靜脈搏動 (Spontaneous Venous Pulsation, SVP)。

3. 尺寸／形狀／深度／顏色／邊緣狀態 (Size, Shape, Depth, Colour, Disc Margin)。

4. 視杯／視盤比 (C/D Ratio)。

5. 血管 (Vasculature)。

6. 動、靜脈管徑比 (A/V Ratio)。

7. 動、靜脈交叉現象 (A/V Crossing)。

8. 背景 (Background)。

9. 黃斑 (Macula)。

10. 中心窩反射 (Foveal Reflex, FR)。

四、建議記錄方式

1. 視盤 (Optic Disc)

⑴ 依比例畫一個所觀察到的平面圖。

⑵ 邊緣：清楚明顯的 (Distinct)，不清楚但明顯可見 (Indistinct but evident)，模糊 (Blurred)。

(3) 顏色：周圍：淡粉色，粉紅色，玫瑰色，紅色。

中心：灰色，白色，淡粉色，粉紅色的。

(5) 周邊外觀：繪圖和描述的外觀和顏色。

2. 視杯 (Optic Cup)

(1) 深度：深 (Deep)，中 (Medium)，淺 (Shallow)。

(2) 形狀輪廓：繪製水平和垂直的橫截面和 / 或使用 Elschnig 分類。

(3) 在視盤位置：繪圖。

3. 杯盤比 (C/D Ratio)

(1) 若水平及垂直之比例明顯不同則需分開記錄。

(2) Lamina Cribrosa (LC)：很明顯 (Obvious)，存在 (Apparent)，不可見 (Not Visble)。

4. 視盤血管 (Blood Vessels at the Disc)

(1) 視盤上主要血管：繪製血管位置及分岔。

(2) 視盤表面小血管的數量。

(3) 有無睫狀視網膜動脈 (Cilio-retinal artery)。

(4) 視網膜中央動脈及靜脈上，下分支及分岔位置：在視杯，視神經內（不可見分岔）。

(5) 從血管上 / 下方往顳側和鼻側分支：在視杯內及視盤之外的區域。

5. 其他區域血管 (Blood Vessels elsewhere)

(1) 動靜脈比 A / V 比（第二分支後）：記錄如 4/5，3/4，2/3，1/2。

(2) 血管交叉：描述任何阻斷，不透光，直角交叉，靜脈在動脈上方等。

(3) 血管外觀：曲折：輕微，明顯。

(4) 血管外觀：：血管外層外觀。

6. 眼底色素 (Fundus Pigmention)

⑴ 一般色素沉著：淺／中／深，均勻／斑雜，虎斑紋／棋盤紋。

⑵ 黃斑區域色素沉著：大量／中等／輕微。

⑶ 中心窩反光：有／無。

⑷ 黃斑區域其他反射：繪圖及描述。

⑸ 眼底色素改變：繪圖／描述位置及外觀。

⑹ 脈絡膜小疣 (Drusen)：若不多，畫出其位置，若許多描述其位置。

⑺ 病變 (Lesions)：繪圖／描述位置及外觀。

7. 使用 Red –Free 光觀察外觀變化 (Variations in Appearance with Red-Free Light)

⑴ 神經纖維層 (Nerve fibre layer)：描述是否連續且圍繞在視盤周圍，有無任何間隙或水腫區。

⑵ 出血／動脈瘤 (Haemorrhages /Aneurysms)：繪圖／描述。

⑶ 色素改變：繪圖／描述。

⑷ 其他不尋常外觀：繪圖／描述。

記錄表格參考

OD		OS
Clear	Lens	PSC
Clear	Media	Floater
0.3 H & V	C/D Ratio	H 0.3 / V 0.4
Pink	Colour	Pink
Distinct	Margin	Indistinct
2/3, +SVP	Vasculature	2/3, +SVP

OD		OS
Clear, +FR	Macular	Pigment mottling, No FR
Clear	Background	Clear

五、Elschnig 分類：根據視杯外觀 (According to Cup Appearance)

1. E1：視杯很小且淺，連續延伸到邊緣，顏色一致，中央凹陷微小且圍繞著中央血管，幾乎看不見 Lamina Cribrosa。
2. E2：視杯中央相對比較陡峭，較 E1 視杯凹陷要深，且可觀察到整個血管，常可見到 Lamina Cribrosa。
3. E3：通常視杯顳側較平緩，鼻側陡峭，視杯較寬且顏色偏紅，通常可見到 Lamina Cribrosa。
4. E4：視杯顳側邊緣陡峭，視杯朝顳側傾斜，有時可見部分視杯鼻側邊緣突出，可常見到 Lamina Cribrosa。
5. E5：所有因先天或後天疾病所導致之視杯／視盤顏色，形狀或比例的改變。
6. 記錄時應根據 E#，並加入繪圖或描述患者情形。

六、血管分類 (Vascular Classification)

1. 高血壓血管變化：使用 Keith、Wagener and Barker 分類。
2. 動脈硬化變化：使用 Scheie 分類。

（一）Keith, Wagener and Barker 分類 (H. no)

1. 正常 (Normal)：A/V 4/5（或 3/4），無高血壓跡象。
2. Grade 1：A/V 2/3 至 1/2，可能在血管交接處有稍微變窄，無出血，

水腫或視網膜滲出物 (Exudates)。

3. Grade 2：A/V 1/2 至 <1/2，血管交接部分變窄，無出血及水腫，非常微量之視網膜滲出物 (Exudates)，動脈有輕微銅線反射光。

4. Grade 3：A/V 比與 Grade 2 相似，但有少許出血，視網膜水腫，有視網膜滲出物及棉絮斑 (Cotton Wool Patches) 出現，可能有局部動脈痙攣。

5. Grade 4：與 Grade 3 相似，再加上視乳頭水腫 (papilloedema)。

Keith, Wagener and Barker classification 英文原文參考：

1. Normal: A/V 4/5, (or perhaps 3/4, where both sets of vessels seem slightly larger than normal); no signs of hypertensive changes.

2. Grade 1: A/V 2/3 to 1/2; may be slight constrictions of blood column. No haemorrhages, oedema or exudates.

3. Grade 2: A/V 1/2 to < 1/2; some local constrictions, no haemorrhages, no oedema. Very small exudates, Copper wire reflexes on the arteries.

4. Grade 3: A/V ratio as Grade 2, some haemorrhages, retinal oedema, exudates and cotton wool patches. May have localised arteriolar spasm.

5. Grade 4: As Grade 3, PLUS papilloedema.

（二）Scheie's 分類 (A. no)

1. Stage 1：A/V 交叉口處無明顯擠壓，僅增加反射光亮度及／或寬度。

2. Stage 2：A/V 有許多交叉出現擠壓，明顯增加反射光亮度及／或寬度。

3. Stage 3：A/V 在交叉處發現受到壓迫，Copper Wire 反射明顯可見。

4. Stage 4：A/V 交叉處嚴重改變，有銀線反射光。

Scheie's classification 英文原文參考：

1. Stage 1: Minimal A/V compression at crossings; just recognisable

increase in reflex brilliance and/or width.

2. Stage 2: A/V involvement at many crossings; obviously increased brilliance/width of reflexes.

3. Stage 3: Marked A/V compression at crossings; "copper wire" reflex visible.

4. Stage 4: Severe A/V crossing changes; "silver wire" reflex.

七、視杯／視盤比 (Cup/Disc Ratio, C/D Ratio)

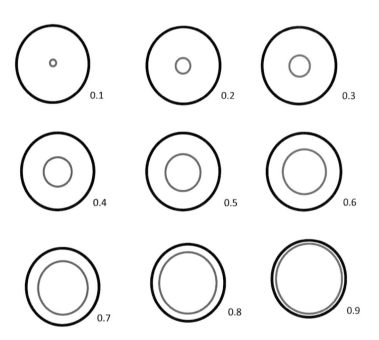

📖 參考文獻 (References)

- Anstice, N., Backhouse, S., Calderwood, M., Colón, Y., Jacob, R., Misra, S., & Phillips, J. R. (2014). *Optometry: Manual, 14th Ed, School of Optometry & Vision Science*. The University of Auckland.

- Grosvenor, T., & Grosvenor, T. P. (2007). *Primary care optometry*. Elsevier Health Sciences.

- Kurtz, D., Heath, D. A., Hines, C., & Flom, R. (2004). *Clinical procedures for ocular examination* (Vol. 3). New York: McGraw-Hill.

- Scheie, H. G., Albert, D. M., & Adler, F. H. (1977). *Textbook of ophthalmology.* WB Saunders Company.

- Vaughan, D. A. (1977). *General opthalmology.*

- Woodruff, M. E. (1970). Optic disc typing--A technique to improve fundus examination. *American Journal of Optometry and Archives of American Academy of Optometry, 47*(4), 315.

- Wick, R. E., & Wick, B. (1974). Clinical recording of fundus features. *Optometry & Vision Science, 51*(3), 214-219.

記　錄

OD		OS
	Lens（水晶體）	
	Media（眼內介質）	
	C/D Ratio （視杯／視盤比值）	
	Colour（顏色）	
	Margin（邊緣組織）	
	Vasculature（血管）	
	Macular（黃斑部）	
	Background （眼底背景）	

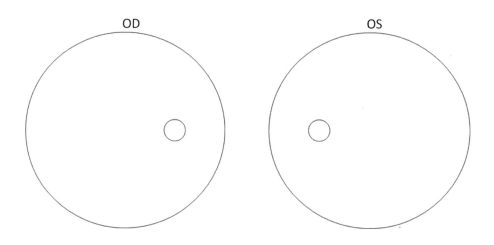

OD　　　　　　　　　　　　　OS

OD		OS
	Lens（水晶體）	
	Media（眼內介質）	
	C/D Ratio （視杯／視盤比值）	
	Colour（顏色）	
	Margin（邊緣組織）	
	Vasculature（血管）	
	Macular（黃斑部）	
	Background （眼底背景）	

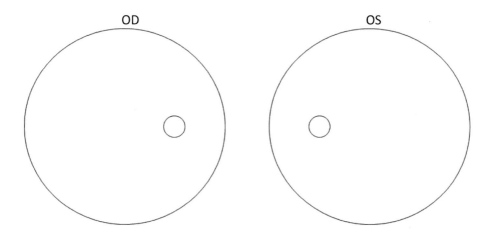

OD　　　　　　　　　　　OS

10.2 間接眼底鏡：裂隙燈搭配眼底鏡頭 (Indirect Ophthalmoscopy using Fundus Lenses and the Slit-lamp Biomicroscope)

簡介 (Introduction)

間接眼底觀察可使用裂隙燈搭配眼底鏡頭來觀察。透過眼底鏡頭所產生之影像（凸透鏡，呈現倒立實像）經由裂隙燈觀察系統放大及對焦以進行觀察。

本章節學習宗旨

1. 各類眼底鏡頭使用及設置。

2. 使用裂隙燈配合眼底鏡頭進行有系統之眼底檢查。

3. 清楚且完整觀察眼底之影像，並能找到指定的觀察部位。

4. 觀察不同部位之眼底需搭配適合之放大倍率使用。

5. 記錄所觀察到之影像。

➤ 設備 (Equipment)

1. 裂隙燈 (Slit-Lamp Biomicroscope)。

2. 眼底鏡頭：Superfield, NC, +90D, +78D, +60D。

3. 散瞳劑（需依各地法令規範使用）。

➤ 設置 (Set-Up)

1. 移除患者使用之矯正工具。

2. 清潔裂隙燈與患者接觸面。

3. 調整患者椅子的高度，使患者可以舒適坐定，同時適合驗光師進行檢查。

4. 將照明和觀察系統設置在患者正前方的位置，將光束調整至約 2mm 至 3mm 寬，且將倍率調低。

5. 光線 (Ambient illumination)：昏暗 (Dim light)。

步驟 (Procedure)

1. 請患者直視正前方。
2. 使用拇指及食指將眼底鏡頭垂直拿起，觀察患者右眼時，請使用左手，觀察患者左眼時，使用右手。注意有些眼底鏡頭有方向性（哪一面向患者），請依廠商建議使用。
3. 將眼底鏡頭放離角膜約 10mm。
4. 使用照明系統將光線聚焦於角膜正中央，若位置正確，透過裂隙燈觀察系統，可觀察到一模糊紅色反射光由眼底反射出來。
5. 使用裂隙燈操控桿 (Joystick)，緩慢將裂隙燈遠離角膜，但需保持光束在瞳孔中央，此時模糊影像會漸漸聚焦清楚。
6. 當影像聚焦，將照明光束調至所需的寬度與高度，放大倍率也能提高到中等或高倍率。
7. 當要掃描眼睛特定部分，如視網膜鋸齒緣 (Ora serrata) 時，則可能需要請患者改變注視方向，並調整眼底鏡位置及使用操控桿調整對焦。
8. 請患者注視每個主要方向，以便觀察各方向之周邊視網膜。
9. 若因手移動導致失焦，可透過調整眼底鏡與患者眼睛之距離達到再次聚焦。
10. 若反射光干擾觀察：
    ⑴ 稍微傾斜眼底鏡頭。
    ⑵ 增加照明系統之角度由正前方（0 度）移動至約 10 度。
11. 當移動眼底鏡頭時請同時調整裂隙燈以維持觀察影像對焦及穩定，讓光束持續保持在瞳孔正中央。

注意：可額外使用黃色濾片或黃色鏡片眼底鏡，以有效降低患者之不

適，畏光及降低可能的視網膜藍光危害。

📖 參考文獻 (References)

- Anstice, N., Backhouse, S., Calderwood, M., Colón, Y., Jacob, R., Misra, S., & Phillips, J. R. (2014). *Optometry: Manual, 14th Ed, School of Optometry & Vision Science*. The University of Auckland.

- Grosvenor, T., & Grosvenor, T. P. (2007). *Primary care optometry*. Elsevier Health Sciences.

- Potter, J. W. (1988). *Binocular indirect ophthalmoscopy*. Butterworth-Heinemann.

- Moriarty, P. A. J., & Hitchings, R. A. (1984). *Methods of ocular examination*. Gower Medical Publishing.

- Nacnay, B. (1996). Carlson. *Clinical procedures for ocular examination*.

- Elliott, D. B. (2013). *Clinical procedures in primary eye care*. Elsevier Health Sciences.

記　錄

日期：

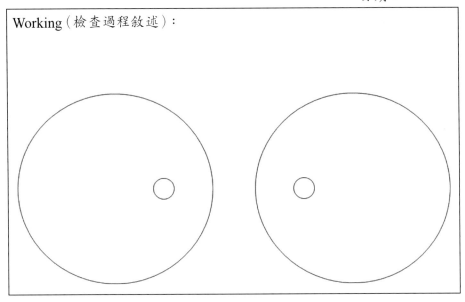

日期：

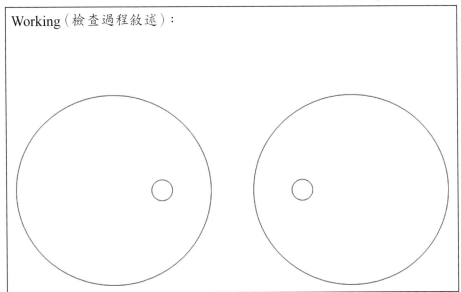

日期：

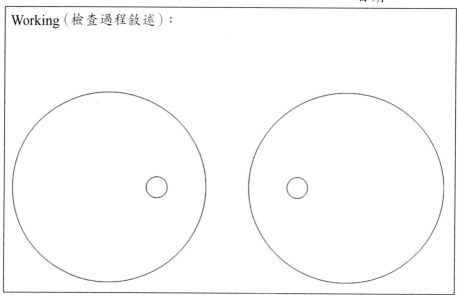

Working（檢查過程敘述）：

日期：

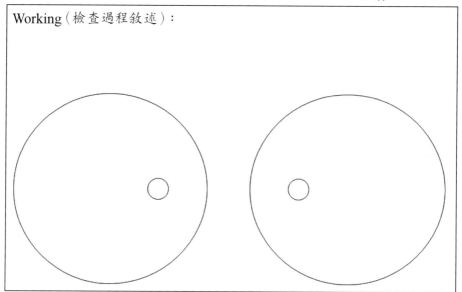

Working（檢查過程敘述）：

10.3 雙眼間接眼底鏡 (Binocular Indirect Ophthalmoscopy, BIO)

簡介 (Introduction)

雙眼間接眼底鏡 (Binocular Indirect Ophthalmoscopy, BIO) 為透過使用頭戴式或眼鏡掛式雙眼眼底鏡配合相關的眼底鏡頭，可進行眼底檢查（倒立實像）之儀器。

本章節學習宗旨

1. 清楚且完整觀察眼底影像並能找到指定觀察位置。

2. 記錄雙眼間接眼底鏡所觀察到之相反影像。

3. 引導患者進行間接眼底鏡檢查。

➢ 設備 (Equipment)

1. 雙眼間接眼底鏡 (Binocular Indirect Ophthalmoscope)。

2. 相關鏡片：+20D、2.2 Pan Retinal (+22D)、+30D。

3. 散瞳劑（需依各地法令規範使用）。

➢ 設置 (Set-Up)

1. 移除患者使用的視力矯正工具。

2. 調整患者椅子的高度，使患者可以舒適坐定，同時適合驗光師進行檢查。

3. 光線 (Ambient illumination)：昏暗 (Dim light)。

一、步驟 (Procedure)

1. 將 BIO 戴在頭上，調整頭帶至舒適且穩固，前額帶子應在眉毛上方位置。

2. 將接目鏡接近雙眼，且輕微傾斜。

3. 打開光源至低或中亮度並調整兩眼接目鏡之瞳距。將拇指或手伸至離眼睛約 50cm 處，此時閉上左眼以右眼觀看，並調整右眼瞳距讓拇指在視野中央的位置。重複同樣步驟調整左眼。當兩眼都調整好後，雙眼張開應可融像並看到立體影像。

4. 繼續將拇指或手伸至離眼睛約 50cm 處，調整 BIO 之反射鏡高度，直至雙眼透過觀察系統時光束落在視野中間偏上的位置。

5. 使用慣用手拇指及食指手持眼底鏡鏡頭，較凸面鏡片面向驗光師（大多數鏡片有銀色邊條標記較凸或較平面）。

6. BIO 工作距離約為 50cm，眼底鏡頭與患者距離約 2cm。坐在患者前方約一手臂長的位置，引導患者注視期望之方向以利檢查。

7. 一手撐住患者之上眼瞼，使用持鏡片的手之中指或無名指撐開患者上眼皮。將 BIO 之燈光對準患者瞳孔中央，透過觀察系統，可觀察一模糊紅色眼底反射光。

8. 緩慢且穩定地將鏡片拉遠離患者眼睛，直至反射光充滿整個鏡片，此時鏡頭距離患者約為 4cm 至 5cm。

9. 請患者注視每個主要方向以觀察其周邊視網膜，盡量保持手持眼底鏡頭之穩定度並對準受測者瞳孔中心，以維持影像位置及對焦。您可移動身體以利周邊視網膜之檢查。

小技巧：

1. 若眼底未能完全充滿光線：確認檢查距離有無縮短，鏡頭方向是否正確。

2. 鏡片表面出現反射：調整鏡頭位置，若需要則輕微傾斜鏡頭。

3. 周邊視網膜觀察不到：調整身體至患者相對位置。

二、記錄 (Record)

將所觀察結果描述或繪圖，特別是有異常部分需詳細記載。

📖 參考文獻 (References)

- Anstice, N., Backhouse, S., Calderwood, M., Colón, Y., Jacob, R., Misra, S., & Phillips, J. R. (2014). *Optometry: Manual, 14th Ed, School of Optometry & Vision Science*. The University of Auckland.

記　錄

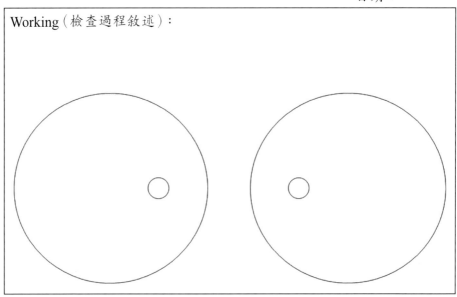

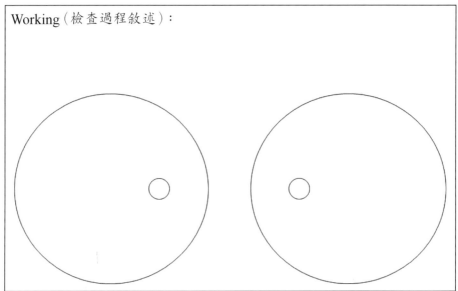

日期：

Working（檢查過程敘述）：

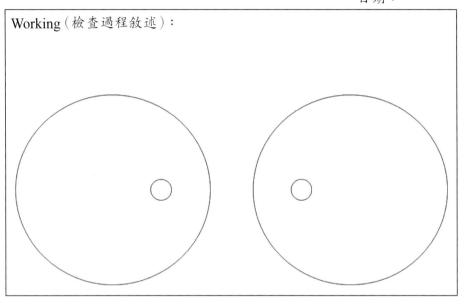

日期：

Working（檢查過程敘述）：

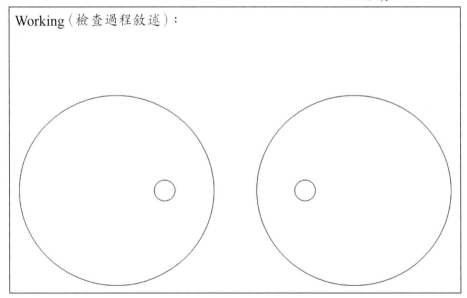

第11章　驗度儀
(Lensometer / Vertometer)

簡介 (Introduction)

　　驗度儀 (Lensometer) 用於測量處方鏡片之後弧屈光度數 (Back Vertex Refractive Power)、鏡片散光軸度、鏡片中心定位及測量鏡片稜鏡量。稜鏡用於輔助雙眼視覺功能 (Binocular Vision) 異常患者，或用於改變視野。

➢ 設備 (Equipment)

驗度儀 (Lensometer)。

➢ 設置 (Set-Up)

1. 調整驗度儀的角度及高度至適合自己的位置。

2. 接目鏡 (Eyepiece) 對焦：雙眼打開，使用主力眼 (Dominant eye) 從接目鏡看進去驗度儀內之十字線 (Reticle)，先逆時針 (Counterclockwise) 旋轉接目鏡直至十字線影像模糊，再順時針 (Clockwise) 慢慢轉回來直至十字線影像變清楚即停止，以免調節過度。

3. 校正 (Calibration)：將度數轉輪 (Power Wheel) 調整至 0 度，刻度及視標皆清楚。

4. 若測量一副眼鏡，由右眼鏡片開始測量。

5. 確認驗度儀裡兩條互相垂直的線，一條為球面線 (Spherical Line)，另一條為散光 (Cylindrical Line)，通常較長的線為散光線。

一、單焦鏡片測量 (Single Vision Lenses)

1. 固定好鏡框：將鏡片後部放在鏡片支撐架 (Lens Rest) 上，將鏡片中心對準架子中央，水平放置架上。

   注意：無論測量眼鏡之遠近距離或稜鏡，皆需注意鏡片是否平放於鏡片支撐架上。任何傾斜將可能造成度數測量之不準確。
   （如下圖）

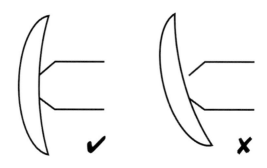

2. 先判斷鏡片為球面鏡片或是帶有散光度數之鏡片，轉動度數轉輪直至影像清楚。

3. 若鏡片為單純球面度數鏡片，轉到正確度數時，所有線條或點都會同時變清楚，記錄度數轉輪上所顯示之度數。

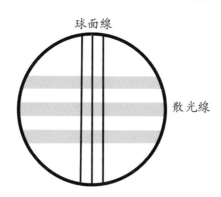

4. 若兩條軸度 (Spherical and Cylindrical line) 無法同時清楚，則該鏡片為含散光鏡片。將度數轉輪往正度數方向扭轉直至影像模糊後，再往負度數方向旋轉，直至球面線聚焦清楚，然後轉動散光軸度轉輪 (Axis Wheel)，直到球面線連接成一條直線，記錄數據。再將度數轉輪繼續往負度數方向旋轉，直至散光線變清楚爲止，記錄其度數及散光軸度。

5. 將兩個度數相減即爲散光的度數。

6. 鏡片中心打點：微調鏡面使驗度儀內之影像中心對準十字線中心，然後使用打點設備 (Marking Device) 打點。

7. 測量左眼鏡片，重複步驟 1 至 6。

8. 當兩鏡片都測量完成及打中心點後，使用尺測量右眼鏡片中心至左眼鏡片中心，即爲鏡框上之瞳孔距離 (Distance Between Optical Center, DBOC)。

二、稜鏡測量 (Prism)

1. 將鏡片中心對準十字軸中心，觀察驗度儀內部中心偏移的範圍及位置。

2. 驗度儀內部影像偏移離中心圈數代表該鏡片之稜鏡量（如下圖）。偏移之方向爲稜鏡基底位置，Base In 對應至患者眼鼻側，Base Out 爲顳側，Base Up 爲患者眼上方，Base Down 爲下方。

3. 記錄偏移的位置，即爲稜鏡位置，偏移的範圍即爲稜鏡量。

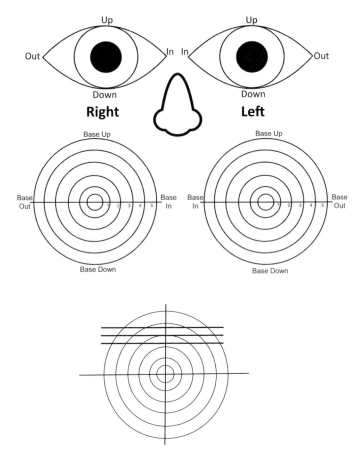

此圖為 3 △ Base Up。大多數的驗度儀最內圈為 0.5 △，
接下來為 1、2、3、4、5 △。

記錄 (Records)

　　分別記錄兩眼鏡片之處方度數，若有稜鏡亦需記錄方向及稜鏡量。

📖 參考文獻 (References)

- Kurtz, D., Heath, D. A., Hines, C., & Flom, R. (2004). *Clinical procedures for ocular examination* (Vol. 3). New York: McGraw-Hill.
- Jalie, M. (2008). *Ophthalmic Lenses & Dispensing* (3rd ed.). New York: Butterworth-Heinemann.
- Rabbetts, R. B. (2007). *Bennett & Rabbetts Clinical Visual Optics* (4th ed.). New York: Butterworth-Heinemann.

記　　錄

日　期：

Working（檢查過程敘述）：
OD:＿＿＿＿＿＿＿＿＿＿　　　OS:＿＿＿＿＿＿＿＿＿＿＿

DBOC:＿＿＿＿＿＿＿　　mm

Power cross:

Note:

日　期：

Working（檢查過程敘述）：
OD:＿＿＿＿＿＿＿＿＿＿　　　OS:＿＿＿＿＿＿＿＿＿＿＿

DBOC:＿＿＿＿＿＿＿　　mm

Power cross:

Note:

日　期：

Working（檢查過程敘述）：
OD:＿＿＿＿＿＿＿＿＿＿　　　OS:＿＿＿＿＿＿＿＿＿＿＿

DBOC:＿＿＿＿＿＿＿　　mm

Power cross:

Note:

日　期：

Working（檢查過程敘述）：
OD:＿＿＿＿＿＿＿＿＿＿　　　OS:＿＿＿＿＿＿＿＿＿＿＿

DBOC:＿＿＿＿＿＿＿　　mm

Power cross:

Note:

日 期：

Working（檢查過程敘述）：
OD:_____ OS:_____
DBOC:_____ mm
Power cross:

Note:

日 期：

Working（檢查過程敘述）：
OD:_____ OS:_____
DBOC:_____ mm
Power cross:

Note:

日 期：

Working（檢查過程敘述）：
OD:_____ OS:_____
DBOC:_____ mm
Power cross:

Note:

日 期：

Working（檢查過程敘述）：
OD:_____ OS:_____
DBOC:_____ mm
Power cross:

Note:

📖 建議參考書籍 (Recommended Reading)

- Bowling, B. (2015). *Kanski's clinical ophthalmology: A systematic approach.* Elsevier Health Sciences.

- Cohn, E. M. (2015). Plates for color vision testing. *Neuro-Ophthalmology, 39*(3), 159-159.

- Elliott, D. B. (2013). *Clinical procedures in primary eye care.* Elsevier Health Sciences.

- Griffin, J. R., & Grisham, J. D. (2002). *Binocular anomalies: Diagnosis and vision therapy.* Butterworth-Heinemann Medical.

- Goss, D. A. (1995). *Ocular accommodation, convergence, and fixation disparity: A manual of clinical analysis.* Butterworth-Heinemann Medical.

- Grosvenor, T., & Grosvenor, T. P. (2007). *Primary care optometry.* Elsevier Health Sciences.

- Kurtz, D., Heath, D. A., Hines, C., & Flom, R. (2004). *Clinical procedures for ocular examination* (Vol. 3). New York: McGraw-Hill.

- Rabbetts, R. B. (2007). *Bennett & Rabbetts' clinical visual optics.* New York: Elsevier/Butterworth Heinemann.

- Scheiman, M., & Wick, B. (2008). *Clinical management of binocular vision: Heterophoric, accommodative, and eye movement disorders.* Lippincott Williams & Wilkins.

- Von Noorden, G. K. (1990). *Binocular vision & ocular motility.* London, UK: A Harcourt Health Sciences.

問診
- 主訴
- 其他訴求
- 目前眼病史
- 家族眼病史
- 身體健康情形等

驗度儀測量眼鏡度數

初步檢查
- 裸視視力及戴鏡視力
- 遮蓋測試
- 近點聚合測試
- 角膜反射光測試
- 瞳孔反應評估
- 眼球運動能力測試
- 視野快篩
- 瞳孔距離測量

自覺及他覺驗光

靜態檢影鏡 → 測量球面度數 → 測量散光軸度及度數

雙眼平衡 ← 右眼測完 換測左眼 ← 再次確認球面度數

近距自覺式驗光（老花度數測量）

其他相關檢查
- 調節評估：調節幅度測試
- 相對調節評估
- 調節靈活度評估
- 他覺式測量調節精準度
- 色覺能力評估
- 立體視測量
- 阿姆斯勒檢查
- 角膜弧度檢查

分離斜位及融像斜位檢查
- von Graefe
- 馬篤式鏡
- 馬篤式翼
- Mallett Unit

眼睛健康檢查
- 裂隙燈檢查
- 眼底檢查
- 眼睛外觀檢查

國家圖書館出版品預行編目資料

臨床視光學/江東信著. －－二版. －－臺北
市：五南圖書出版股份有限公司, 2023.02
面；　公分
ISBN 978-957-11-8700-6（平裝）

1.CST: 驗光 2.CST: 視力

416.767　　　　　　　105012559

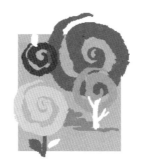

5J71

臨床視光學

作　　者 ― 江東信（46.4）

發 行 人 ― 楊榮川

總 經 理 ― 楊士清

總 編 輯 ― 楊秀麗

副總編輯 ― 王俐文

責任編輯 ― 金明芬

封面設計 ― 姚孝慈

出 版 者 ― 五南圖書出版股份有限公司

地　　址：106台北市大安區和平東路二段339號4樓

電　　話：(02)2705-5066　　傳　　真：(02)2706-6100

網　　址：https://www.wunan.com.tw

電子郵件：wunan@wunan.com.tw

劃撥帳號：01068953

戶　　名：五南圖書出版股份有限公司

法律顧問　林勝安律師

出版日期　2016年3月初版一刷
　　　　　2020年3月初版三刷
　　　　　2023年2月二版一刷

定　　價　新臺幣580元

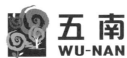

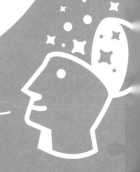
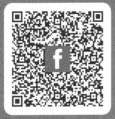

經典永恆・名著常在

五十週年的獻禮——經典名著文庫

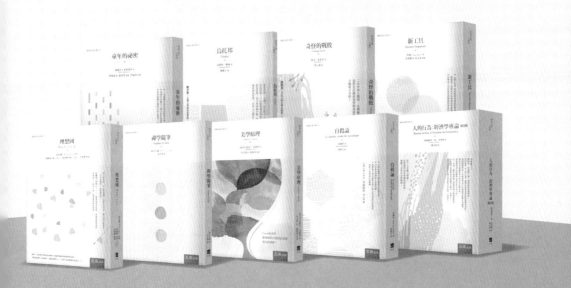

五南，五十年了，半個世紀，人生旅程的一大半，走過來了。

思索著，邁向百年的未來歷程，能為知識界、文化學術界作些什麼？

在速食文化的生態下，有什麼值得讓人雋永品味的？

歷代經典・當今名著，經過時間的洗禮，千錘百鍊，流傳至今，光芒耀人；

不僅使我們能領悟前人的智慧，同時也增深加廣我們思考的深度與視野。

我們決心投入巨資，有計畫的系統梳選，成立「經典名著文庫」，

希望收入古今中外思想性的、充滿睿智與獨見的經典、名著。

這是一項理想性的、永續性的巨大出版工程。

不在意讀者的眾寡，只考慮它的學術價值，力求完整展現先哲思想的軌跡；

為知識界開啟一片智慧之窗，營造一座百花綻放的世界文明公園，

任君遨遊、取菁吸蜜、嘉惠學子！